a alquimia dos sabores
A culinária funcional

Edição revista e ampliada

a alquimia dos sabores
A culinária funcional

João Curvo

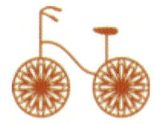

Copyright © 2006, 2019 *by* João Curvo

BICICLETA AMARELA
O selo de bem-estar da Editora Rocco Ltda.

Direitos desta edição reservados à
EDITORA ROCCO LTDA.
Av. Presidente Wilson, 231 – 8º andar
20030-021 – Rio de Janeiro, RJ
Tel.: (21) 3525-2000 – Fax: (21) 3525-2001
rocco@rocco.com.br
www.rocco.com.br

Printed in Brazil/Impresso no Brasil

Fotos
Ana Paula Oliveira
(Com exceção das páginas 88, 103, 139, 157 e 158)

CIP-Brasil. Catalogação na fonte.
Sindicato Nacional dos Editores de Livros, RJ.

C987a 2ª ed.	Curvo, João A alquimia dos sabores: a culinária funcional / João Curvo. – 2ª ed., revista e ampliada. – Rio de Janeiro: Bicicleta Amarela, 2019. ISBN 978-85-68696-73-6 ISBN 978-85-68696-74-3 (e-book) 1. Nutrição. 2. Saúde – Aspectos nutricionais. 3. Hábitos alimentares. 4. Dietoterapia. I. Título.	
19-58849		CDD-615.854 CDU-615.874.2

Meri Gleice Rodrigues de Souza – Bibliotecária CRB-7/6439
O texto deste livro obedece às normas
do Acordo Ortográfico da Língua Portuguesa

Neste livro, presto uma homenagem a um antepassado distante, João Curvo Semêdo (1635-1719), médico português que em Lisboa publicou vários livros sobre saúde, doenças e formas de tratamento em sua época. Seus medicamentos e fórmulas à base de combinação de ervas foram utilizados na prática médica, não só em Portugal, mas também na Espanha, em parte da França e em colônias africanas. Seus livros foram escritos em português, contrariando a ética médica daquele tempo, quando textos médicos só podiam ser escritos em latim, embora a população não compreendesse essa língua. João Curvo Semêdo, inconformado com a prática habitual de manter o conhecimento restrito aos ambientes aristocráticos, protestou, insistiu e publicou em português vários livros que levaram a sítios distantes receitas de unguentos, infusões e soluções eficazes para o tratamento de doenças naquela época. O médico, nos séculos XVII e XVIII, popularizou a medicina em Portugal e ainda hoje achamos referências a suas formas de tratamento em países que foram colônias portuguesas na África.

Em sua prática integrou conceitos da medicina acadêmica europeia dos séculos XVII e XVIII com a medicina oriental. Por intermédio de seu tio, missionário religioso na Índia, João Curvo Semêdo recebia literatura e ervas medicinais, que eram despachadas pelas companhias de navegação da época, e manipulava suas fórmulas em sua Botica, em Lisboa.

Entre suas obras, as mais citadas são Tratado da peste, *que foi por anos proibida até que finalmente publicada em 1680;* Polyanthea Medicinal – Notícias galênicas e químicas *(1697),* Manifesto que o Doutor João Curvo Semêdo, médico morador de Lisboa, faz aos amantes da saúde e atentos a suas consciências *(1706);* Atalaia da vida contra as hostilidades da morte *(1720) e* Segredos médicos e cirúrgicos *(1730). Suas obras encontram-se disponíveis para consulta no Instituto de Arquivos Nacionais Torre do Tombo, em Lisboa, Portugal.*

João Curvo

Sumário

Introdução 9

1 - O Potencial Organizador 13

2 - Dos sabores aos alimentos funcionais 21

3 - Alimentos funcionais 29

4 - O sangue gorduroso 47

5 - O sangue salgado 55

6 - O sangue açucarado 61

7 - A culinária funcional 69

8 - Sete dias de uma dieta funcional 165

9 - Sugestão de cardápio de uma semana ... 173

10 - Sete segredos de saúde 183

Introdução

Na antiga China, havia o hábito de ir ao médico da região a cada entrada de estação. Os diagnósticos vinham a partir da observação da expressão do paciente, seu hálito, sua língua e seu pulso. A medicina preventiva já era enfatizada como "forma de assegurar a colheita", uma vez que a força braçal no campo era essencial para a riqueza dos territórios. Os médicos daquele tempo observavam o que viam e treinavam seus sentidos para captar os sinais que o corpo manifestava nos desequilíbrios e nas doenças. Da observação surgiram diagnósticos e tratamentos.

Hoje, continuando a ideia da prevenção, a visita ao médico e o procedimento de exames laboratoriais devem fazer parte da agenda anual da mulher e do homem moderno. Um simples exame de sangue pode, por exemplo, alertar sobre elevações do colesterol "ruim" e com isso nortear tratamentos preventivos e um possível infarto futuro. Uma alimentação equilibrada e uma atividade física, nem que seja por trinta minutos ao dia, ajudam a modular as emoções e ainda previnem as doenças do coração. Os exames de verificação dos níveis de glicose, hemoglobina glicada e insulina também são procedimentos simples que devem ser feitos anualmente para rastrear alterações e prevenir o diabetes e suas consequências. Homocisteína e proteína C reativa são exames indicadores de riscos para formação de trombos e acidentes cardiovasculares, que começam a fazer parte da rotina anual de pessoas com mais de 40 anos. O ácido fólico no sangue, quando diminuído, também é um indicador de vulnerabilidade para a ocorrência de derrames e infartos. A ingestão de ácido fólico diminui as taxas de homocisteína e a proteína C reativa, ou seja, diminuem os indicadores de risco para doenças cardiovasculares. Na natureza, o ácido fólico é encontrado nos vegetais folhosos e frutas, que devem ser parte dos alimentos que ingerimos diariamente. O ácido fólico, a vitamina C e os pigmentos que colorem as hortaliças e frutas exercem grande proteção contra doenças do coração e o câncer.

Na rota da prevenção, a visita semestral das mulheres ao ginecologista e a ida anual dos homens com mais de 50 anos ao urologista são condutas cada vez mais seguidas por uma população que, em grande número, envelhece e vive mais. A pesquisa da concentração de minerais e a avaliação da função renal, hepática e endócrina, através de exames de sangue, constituem métodos simples e bastante úteis para uma avaliação global a serem realizados pelo menos uma vez por ano.

Introdução

O sangue revela a qualidade da vida que circula em nosso corpo. Ele leva nutrientes para as células e remove toxinas para serem eliminadas principalmente pelos rins. A escolha dos alimentos guarda estreita relação com a qualidade do nosso sangue e de nossa energia.

Paralelamente às escolhas saudáveis em nosso dia a dia, penso que não é preciso dizer "não" de forma radical para alimentos que sinceramente nos encantam, mas que, como hábito, fazem mal. Se o encantamento vier dos doces, chocolates e churrascos, basta diminuir a frequência destas ingestões, deixando-as para ocasiões especiais, e nunca em excesso.

Proponho neste livro o exercício contínuo de uma limpeza orgânica que se refletirá no fígado, nos rins, no coração, nos intestinos, na pele e nos cabelos.

1 - O Potencial Organizador

Potencial Organizador é o nome dado a algo que trazemos conosco, como se fosse um instinto ou uma intuição em relação à própria proteção. Em livros-textos chineses, o Potencial Organizador é descrito como algo de caráter individual, particular a cada um, e que se destina, a princípio, à sobrevivência. As nossas escolhas iniciam-se a partir desta nossa capacidade de auto-organização. Cada um tem o dom de se cuidar mais ou menos. O Potencial Organizador interno nos dirige para detectarmos risco ou segurança nas mais diversas situações. Muitos, desde criança, machucam-se com facilidade e são mais sujeitos a acidentes ou descuidos que acabam trazendo algum prejuízo. Não prestam atenção aos detalhes e, por não "escutarem" o que está à volta, tropeçam e caem. Muitas pessoas têm sua saúde frágil por serem desorganizadas em sua essência e desatentas na interpretação dos sinais do corpo. Por não estarem atentas à escuta do corpo, perdem-se de si mesmas e vivem "caindo" de uma forma ou de outra. O apuro da percepção é fundamental para que situemos onde estão as nossas vulnerabilidades.

Para escutar-se é necessário o silêncio. Para percebermos e interpretarmos os sinais do corpo temos de saber ouvi-lo. Os sinais do corpo e do universo que nos cerca nos chegam através dos cinco sentidos. Visão, tato, olfato, paladar e audição registram sinais que devemos perceber e interpretar. Acredito ainda em um sexto sentido, o da intuição, que às vezes nos deixa de "orelha em pé", nos alerta e nos protege. A atenção e a escuta interior são necessárias para formar o nosso eixo organizador.

Fortalecemos a nossa capacidade organizadora interna à medida que observamos regras básicas para a nossa harmonização. A alimentação é um dos fatores essenciais básicos de efeito protetor ou gerador de desequilíbrios. As escolhas alimentares podem reforçar ou enfraquecer o nosso Potencial Organizador.

Expressões e viço dão indícios de saúde. Rosto e lábios pálidos com ares de cansaço costuma indicar anemia. Aparência pletórica, aquela que ocorre com rosto e pescoço avermelhados e inchados, costuma indicar maior possibilidade de formação de trombos e obstruções vasculares. A cor acinzentada, cianótica, sinaliza menor oxigenação e elevação do gás carbônico no sangue. Isto ocorre com os grandes fumantes e os que sofrem de apneia do sono. Transtornos hepáticos expressam-se com a coloração amarelada na pele e nos olhos. Doença e saúde enviam sinais.

Os alimentos também emitem seus sinais. Sabores, odores, texturas e cores são algumas das particularidades que compõem os alimentos. Perceber estas qualidades é essencial para vivenciar as suas indicações. Para perceber melhor um alimento, é necessário que se promova uma verdadeira limpeza interna em nosso organismo. Quando estamos intoxicados por uma sequência de erros alimentares, perdemos a capacidade de perceber e oferecer ao corpo o que ele gostaria de ter. Na verdade, o que ocorre é que, intoxicados, deixamos de ouvir os sinais que o corpo envia, e perpetuamos os hábitos que roubam a nossa vitalidade. E assim, é comum botar cada vez mais "lenha na fogueira", no sentido de piorar o que está ruim. É quando hipertensos querem mais sal e idas a churrascarias e pré-diabéticos e obesos se esbaldam em carboidrato e açúcar.

Numa atitude contrária, quando cuidamos da qualidade e quantidade da alimentação, por semanas seguidas, resgatamos a percepção daquilo que nos faz mal e, espontaneamente, começamos a evitá-lo.

Quem hoje se cuida, mas já teve no passado uma alimentação desregrada em sua qualidade ou quantidade, tem que estar sempre atento para não retomar os hábitos anteriores. Quando voltamos a cometer excessos na ingestão de gorduras, açúcar e sal – os três principais vilões que nos enchem de prazer –, enfraquecemos novamente o nosso eixo organizador e somos novamente compelidos aos vícios anteriores.

Percebemos melhor a "forma como cai" um alimento à medida que nos limpamos internamente. Isso acontece claramente quando se deixa de fumar, que é algo também relacionado a hábito, bioquímica e oralidade. Nas primeiras semanas o corpo pede o cigarro, mas depois, com o tempo, repudia. A repulsa é como um grito de "não", de intolerância, de um "basta", uma resposta visceral a uma agressão. Por outro lado, para quem foi fumante não é tão difícil voltar a fumar. Para quem parou de beber é fácil recomeçar. E para quem já foi glutão também é muito fácil voltar aos excessos. É só insistir um pouco, passar mal, e tentar novamente. O corpo se adapta e o vício se reinstala.

Nunca se tem alta em relação aos cuidados com o próprio corpo. O hábito de priorizar alimentos conhecidos como funcionais ou antioxidantes tem de ser para a vida toda, sem prazo para terminar.

A alimentação pode ser o ponto de partida para afinar os sentidos e harmonizar todas as funções do nosso corpo.

Existem escolhas e combinações de sabores que, em proporções adequadas, nutrem a nossa matéria e reforçam a energia. O corpo abriga a vitalidade da mesma forma que a madeira abriga o fogo. Para que o nosso fogo exerça a sua capacidade plena, é necessário que a nossa matéria esteja idealmente nutrida, "ao ponto", sem muita umidade e nem secura. Esta é uma imagem energética que facilita na compreensão da dependência física entre a matéria e a energia.

O hábito de comidas gordurosas e o excesso de doces ou de álcool minam a nossa capacidade de discernimento e intuição. Perceber o que nos faz bem e o que nos faz mal é a regra preliminar para o equilíbrio entre o corpo e a energia. Atentar para o que nos piora ou melhora é o primeiro passo para cuidar do nosso sistema imunológico. Segundo a medicina chinesa, todos os animais têm uma intuição curativa que os leva a consumir determinados alimentos ou ervas em determinadas situações de desequilíbrios.

As emoções também podem consumir o corpo ao turvar a nossa capacidade de discernimento e enfraquecer o nosso Potencial Organizador. Raiva, ódio e ciúme afetam a respiração, a oxigenação e a circulação de sangue e energia. Estes sentimentos turvam a lucidez e nos deixam mais vulneráveis a acidentes. O medo rouba a audácia e consome a energia sexual e reprodutiva. A mágoa tranca o fluxo de energia no corpo. A economia nas emoções talvez seja a busca mais difícil, mas é essencial à saúde e à prevenção de doenças. Quem vive literalmente com o coração aos pulos promove uma cascata de cortisol, adrenalina e radicais livres no sangue, o que nos desgasta e nos envelhece mais rápido. Ser econômico nas emoções significa valorizar menos o que nos incomoda e não podemos mudar. A velocidade do envelhecimento é proporcional a como reagimos ao estresse.

A vaidade na dose certa nos ajuda a cuidar da vida. A atenção ao nosso físico faz parte desta escuta interior. Pessoas que se perdem de seu eixo organizador muitas vezes mal se olham no espelho e, às vezes, quando se olham, se depreciam e preferem novamente fechar os olhos. E com os olhos fechados, adoecem ainda mais.

Caso não tenha este hábito, é importante organizar o próprio espaço, a sua mesinha de cabeceira, o armário, seu quarto, a pia do banheiro e da cozinha, deixar limpa a mesa das refeições e ter organizada sua mesa de trabalho.

O Potencial Organizador

São hábitos de organização que não nos roubam tempo; nos dão conforto e melhor rendimento. Produz-se e descansa-se melhor em um ambiente arrumado.

Para aguçar a intuição curativa e fortalecer o nosso Potencial Organizador, devemos nos movimentar regularmente em alguma atividade física, dormir de seis a oito horas por noite, e consumir no dia a dia alimentos de características funcionais.

2 - Dos sabores aos alimentos funcionais

O homem atravessou milhares de anos observando e registrando os alimentos que eram próprios e impróprios para o seu consumo. De uma geração para outra foram passadas descobertas sobre a utilização de determinadas ervas, raízes, frutos e animais em seus aspectos benéficos, venenosos ou terapêuticos. Os males de saúde mais descritos se passavam sobretudo no aparelho digestivo, sob a forma de má digestão e diarreias, relacionadas à qualidade do que ingeriam. Escolhas erradas e o consumo de alimentos deteriorados eram os principais causadores dos desequilíbrios orgânicos que poderiam, inclusive, levar à morte. A escolha dos alimentos passava por uma questão básica de sobrevivência, o que nos leva a concluir que a dietoterapia é a mais antiga ciência e que data do surgimento do homem na Terra. A inteligência e a curiosidade humanas concluíram, registraram e passaram adiante o conhecimento sobre o que era básico à sobrevivência: a nutrição. Assim, alimentos, ervas e receitas medicinais foram sendo consagrados ao longo da história.

O uso do fogo na culinária representou um marco na nossa evolução. O ato de assar na brasa e de cozinhar facilitou o processo de digestão e absorção dos alimentos e reduziu os riscos de infecções bacterianas.

No ano 500 a.C., foi publicada a mais antiga obra teórica em medicina chinesa, *Nei Ching – O livro do imperador amarelo*, que descreve patologias, medidas terapêuticas e formas de prevenção de doenças. Neste livro, a dietoterapia tem papel fundamental para a recuperação e o fortalecimento da "chama vital", ou seja, do corpo e da energia.

Em 200 a.C., Hipócrates, o pai da medicina, que disse para fazer do alimento o próprio medicamento, descobriu que mascar folhas da árvore chamada de Willow Tree aliviava dores e febres.

Entre 200 a.C. e 200 d.C., a dietoterapia teve notável avanço. No tratado de farmacologia de Shen Nong, foram descritas as naturezas referentes à sensação térmica passada pelos alimentos (fria, fresca, neutra, morna ou quente), os sabores (ácido, amargo, doce, salgado e picante) e a ação atribuída a mais de trezentos alimentos entre vegetais, frutos e animais. Nessa obra, o inhame é indicado como alimento fortalecedor do corpo e as algas marinhas úteis para "inchaços" da tireoide.

Na dietética chinesa, os alimentos eram vistos como sendo compostos pelos sabores e a cada sabor era atribuída uma ação no corpo. O sabor doce foi correlacionado com um sistema que denominaram de baço-pâncreas, vinculado à energia imediata e também à preguiça. Um pouco de doce nos dá energia de imediato, porém, o seu excesso nos enfraquece e gera preguiça. Além de lassidão, o hábito de excesso de doces foi relacionado com dispersão, falta de atenção, desconcentração, varizes e flacidez. Já o sabor picante, que "compõe" os temperos ardidos (como pimenta, pimentão, alho, cebola, gengibre e noz-moscada), foi relacionado com efeitos benéficos na árvore respiratória e no leito vascular. Hoje sabemos que estes alimentos contêm substâncias conhecidas como flavonoides, que possuem ação antiagregante plaquetária, que no dia a dia previne a formação de trombos. Alimentos de sabor picante auxiliam na eliminação de mucos e catarros e, desde a Antiguidade, estão presentes na preparação de xaropes indicados nas gripes, bronquites e sinusites. O sabor salgado foi relacionado com os rins. Foi observado que seu excesso diminuía a eliminação de líquidos e, consequentemente, levava a inchaços. Um pouco de sal nos ativa, nos dá energia, mas seu excesso nos desvitaliza. Segundo a dietética chinesa, a combinação dos sabores salgado com o picante traz efeito estimulante. E isso acontece nos pratos quentes que têm como tempero sal e especiarias. O ácido foi relacionado ao fígado e ao movimento de contração que se faz sentir desde a boca ao estômago e ao intestino. Possuem sabor ácido frutas como tamarindo, limão, laranja, tangerina, pitanga, acerola, caju, carambola, kiwi, morango. Um pouco de ácido nutre os tendões, músculos e fígado. Já o seu excesso ataca o estômago, principalmente quando combinado aos temperos ardidos (picantes). O sabor amargo é o que compõe alimentos indicados para tranquilizar o coração. O amargo é indicado para abrandar as manifestações físicas e energéticas causadas pela agitação do estresse no dia a dia e pelo chamado "fogo dos sentimentos", que nos acomete quando somos tomados por ciúmes, raivas, iras e frustrações não resolvidas. O uso de alimentos de sabor amargo – como jiló, rúcula, acelga, radichi, endívia, berinjela, alface e broto de alfafa – e de frutas de sabor doce é indicado para diminuir sintomas de pressão no peito, taquicardia, zumbidos, tremores de pálpebras e insônia.

No ano 200 de nossa era, em uma outra obra da medicina chinesa, *Jin Gui Yao Lue*, Zhang Zhong, um célebre médico, enfocou com veemência a fitoterapia. Mais adiante, Sun Simiao (581-682), médico, em sua obra de dietoterapia, prescrevia fígado para as pessoas com "deficiência de sangue"(anemia) e arroz bem cozido para tratar o estômago, úlceras, gastrite e acidez estomacal. Conforme o problema de saúde, os alimentos crus eram proibidos. Proibiam-se alimentos crus nas dores de estômago e diarreias. Nas icterícias (hepatites) eram proibidas as gorduras e bebidas alcoólicas. Nas asmas eram proibidos os frutos do mar. A observação e a escuta da natureza permitiram muitas conclusões terapêuticas que hoje podem ser justificadas cientificamente.

Entre 960-1279, foram publicadas pelo governo chinês, três grandes obras sob o nome de *Tai Ping Hui Min He Ji Ju Fang – Prescrições e ingredientes úteis ao povo*. Neste livro, aconselha-se aos idosos consumirem alimentos leves e cozidos para facilitar a absorção e proteger o estômago. Soja e carpa eram indicadas para diminuir edemas.

Alimentos, ervas, tinturas, xaropes, unguentos, compressas, banhos, fórmulas purgativas, laxativas ou de indução ao vômito faziam parte do receituário médico até o final de 1800.

Em 1897, Felix Hoffmann, o químico da Bayer, descobriu uma forma estável do ácido acetilsalicílico, a aspirina. O ácido acetilsalicílico é a forma comercial sintetizada a partir de um composto, o salicilato de metila, encontrado na planta Willow Tree, aquela cujas folhas e cascas Hipócrates, em 200 a. C., recomendava mascar para aliviar dores e febres. Trazida ao Brasil, ficou conhecida com o nome de Salgueiro ou Chorão. *Salix* é seu nome latino, já referente ao ácido acetilsalicílico extraído desta planta.

Com os avanços na bioquímica, as vitaminas foram identificadas e com isso doenças decorrentes de deficiências vitamínicas, como béri-béri, pelagra, escorbuto e raquitismo, puderam ser tratadas com o suplemento de vitamina B1, B3 (niacina), C e D, respectivamente, e assim puderam ser erradicadas.

Linus Pauling, duas vezes premiado, com o Prêmio Nobel de Química em 1954 e o Prêmio Nobel da Paz em 1963, abriu caminhos para a compreensão biomolecular dos radicais livres e dos antioxidantes. Hoje, com aval de inúmeros trabalhos científicos publicados pelas grandes universidades no mundo, pode-se dizer que, com certeza, a alimentação guarda estreita relação com a qualidade dos nossos tecidos corporais, podendo ser determinante da saúde ou da doença. Uma gama de alimentos, muitos dos quais consagrados desde a Antiguidade como benéficos à saúde, é hoje reconhecida como "alimento funcional". O termo "alimento funcional" foi usado pela primeira vez no Japão, nos anos 1980, e se referia a " Alimentos para Uso Específico de Saúde" (FOSHU). Estes alimentos trazem um selo de aprovação do Ministério de Saúde e Previdência Social Japonês (Arai,1996). Nos anos 1990, o Comitê de Alimentos e Nutrição do Institute of Medicine (IOM/FNB, 1994) definiu como alimento funcional "qualquer alimento ou ingrediente que possa proporcionar benefícios à saúde além dos nutrientes tradicionais que ele contém". Em 1999, na Portaria 398 da Secretaria de Vigilância Sanitária do Ministério da Saúde do Brasil, foi publicado que "... alimento funcional é todo aquele alimento ou ingrediente que, além das funções nutricionais básicas, quando consumidos como parte da dieta usual, produza efeitos metabólicos e/ou fisiológicos, e/ou efeitos benéficos à saúde". Em outras palavras, alimentos funcionais são aqueles que comprovadamente, além de nos nutrir, beneficiam nossa saúde.

3 - Alimentos funcionais

Da mesma forma que canos de ferro enferrujam, o corpo humano se oxida. A nossa oxidação ocorre em reação a substâncias chamadas "radicais livres", que são átomos, íons ou moléculas que possuem um elétron ímpar em sua órbita mais externa. Por conterem elétrons não emparelhados, os radicais livres são extremamente reativos e altamente instáveis, capazes de grandes alterações químicas num espaço de tempo muito pequeno. Quanto maior a formação de radicais livres, maior o chamado "estresse oxidativo" que ocorre em nosso corpo. Radicais livres em excesso provocam destruição celular, aceleram o envelhecimento e iniciam diversas patologias.

Os radicais livres fazem parte da vida assim como o gás carbônico. Sem eles não viveríamos. Mas, tanto os radicais livres como o gás carbônico, em excesso, minam a expressão da vida, acabam com o viço e a energia. Excesso de radicais livres compromete o corpo como um todo em sua estrutura e em suas funções.

Colaboram para elevar a concentração de radicais livres e aumentar o chamado "estresse oxidativo" em nosso corpo:

- Frituras, gorduras animais, gordura hidrogenada, creme de leite, excessos em carne bovina, embutidos e defumados.

- Alimentos açucarados. Abusos de farináceos (biscoitos), doces, guloseimas.

- Pesticidas, agrotóxicos, agentes poluentes.

- Todos os dias ter que ficar horas em trânsito engarrafado.

- O tabagismo e o alcoolismo geram uma permanente cascata de radicais livres e processos oxidativos em todo o corpo.

- Sentimentos de raiva, ciúme e rancor bloqueiam um livre fluxo de energia no corpo. São sentimentos que a gente percebe que nos intoxicam. Travam o corpo em algum lugar. Podem elevar a pressão arterial, contrair as coronárias (angina de peito, infarto), agredir o fígado, pâncreas, suprarrenais, tireoide e podem desencadear uma fibromialgia. Estes sentimentos aumentam a produção de radicais livres.

O Estresse emocional aumenta o Estresse Oxidativo

Estresse oxidativo é como se denomina a situação em que ocorre um excesso de radicais livres em comparação com o sistema protetor que cada célula consegue ter para proteger sua integridade. O estresse oxidativo ocorre quando se esgota nossa capacidade de neutralizar com antioxidantes o excesso de radicais livres formados. O estresse oxidativo fere o corpo e traz degenerações a órgãos e sistemas. Compromete a circulação cardíaca, a memória, gera rugas, traz retrações musculares, respostas ríspidas, irritabilidade. Acredito que o estresse emocional seja o fator que mais rapidamente nos envelhece. O estresse oxidativo pode ser atenuado com o uso regular dos alimentos funcionais orgânicos. Sentimentos de ira, raiva e depressão são sentimentos que geram estagnações de toxinas, radicais livres e inflações em todo corpo.

Destemperos com ira inflamam os olhos e geram estresse oxidativo

Os olhos são a janela da alma. Sentimentos de raiva congestionam os olhos. O fígado, segundo a medicina chinesa, é o órgão mais afetado nos episódios de ira. Estes sentimentos contraem músculos e tendões, facilitam o surgimento de dores e possibilidade de lesões.

Raivas, rancores, ciúmes, angústias e depressão aumentam a produção de radicais livres e geram doenças inflamatórias.

Brincar na água, caminhar na água, tomar banho de mar, de piscina, nadar, são atividades que drenam líquidos. O simples aperto da água ao redor de todo o seu entorno exerce uma pressão no corpo todo que se encontra submerso. Essa pressão da água drena os linfáticos que estavam retendo linfa. Saímos todos com menor volume corporal em relação ao peso, perímetro e medidas que entramos, principalmente após urinar. Após fazer xixi, há uma redução de pelo menos 500 g no peso corporal, de volume que estava estagnado no corpo, geralmente em membro inferior e região de celulite.
Exercícios na água mexem com a água parada de nosso corpo, desfazem os inchaços, soltam nós das costas, aliviam as tensões que trazemos na cabeça. O desestresse reduz a fabricação de radicais livres. Exercícios na água diminuem ansiedade.

Plantar temperos evita destemperos

O ato de plantar facilita a escuta do silêncio interior. Mexer com a terra apazigua a alma. Nos coloca em contato com o fenômeno ou milagre da multiplicação da vida. A gente acompanha o que acontece, a semente brota, vira muda e a muda vira touceira ou uma árvore. Se espalha. A gente sabe disso, mas quando paramos mesmo a observar, podemos perceber de uma forma espantosa que a gente não compreende a vida. A gente simplesmente a percebe. A perfeição da vida é divina. Ela vem e ela vai. E percebe menos ainda a vida quem vive de forma automática, quem vive o momento seguinte. Como, por exemplo, pessoas que estão sempre pensando no que vão ou devem fazer após acabar o que estão fazendo.

Plantar num vaso, numa varanda, jardim ou quintal, e cuidar daquela vida que cresce diante de seus olhos, ajuda abrir um caminho para o enriquecedor silêncio da observação. Tirar alguns minutos para molhar e tratar de sua planta, ajuda a cuidar da vida. Reduz estresse.

Banho Prazeroso reduz Estresse Oxidativo

Após aborrecimentos e tensões, o banho é sempre indicado. Na impossibilidade de tomar um banho, deixe que a água escorra pelas mãos e pulsos por alguns minutos. Molhe a nuca. A água pode nos fazer ver de forma diferente o mesmo cenário, as mesmas pessoas e o mesmo conflito que vimos há pouco. Com o auxílio da água teremos os mesmos problemas, mas com mais leveza, e às vezes, até com solução. Na medicina chinesa é dito que o banho que mais nos purifica é aquele feito nas águas dos riachos e cachoeiras das montanhas. Para quem não tem essa possibilidade, outra opção é o banho de mar. Ficar pelo menos 15 minutos dentro da água do mar. E ainda existe a alternativa caseira, a da banheira quente com sal grosso. A água no banho também age como medicamento, pela assepsia e pela propriedade energética no relaxamento e antiestresse. Devemos tomar banho pela manhã. A água lava os nossos suores e secreções e pode ser uma ponte inicial para a próxima fase do dia. No fim do dia, outro banho. Quem toma dois banhos por dia não agride nem descama a pele. Quem toma dois banhos por dia quase não precisa usar sabonete nem ficar muito tempo debaixo d'água. O sabonete deve restringir-se às regiões genitais, de pelos e de dobras. Devemos evitar passar sabonete na pele diariamente para prevenir ressecamentos. Secura de pele é sinônimo de envelhecimento.

A água descarrega excesso de energia negativa, baixa o fogo das emoções e relaxa. Brincar ou relaxar na água dá vida à nossa criança interior. Existe o astral de antes e o de depois de um bom banho. Antes do banho, muitas vezes a pessoa entra no chuveiro por obrigação, meio confusa, porque tem que fazer tudo rápido. Mas quase sempre quem reluta para entrar na água percebe que sai muito mais revitalizado e leve para enfrentar uma jornada ou para descansar. O banho melhora a clareza para o raciocínio. Tudo que nos apazigua colabora para a menor produção de radicais livres e consequente diminuição do estresse oxidativo.

A água é depurativa. Limpa o corpo por dentro e por fora. Beba mais água para reduzir o estresse emocional e o oxidativo.

Se tivermos que escolher um único alimento para sobreviver por alguns dias em alguma situação caótica, a água seria a melhor opção. Podemos sobreviver por dias sem comida, mas não sem água. Nosso corpo, da mesma forma que o nosso planeta Terra, possui 2/3 de água e 1/3 de matéria sólida. Coincidência, não? No primeiro momento, sim, parece coincidência, mas depois, quando juntamos as informações que já lemos de que realmente somos feitos de estrelas, reparamos que nós e a terra não somos tão diferentes em relação à composição.

Nos nutrimos do que brota da terra sem a água que também vem da terra, nada vinga, nem a gente. Somos feitos a partir de um ambiente úmido com óvulo, sêmen e inúmeras secreções. Sem água nada disso ocorreria.

A água é nutritiva, veículo de sais minerais, veículo do sangue, e é fundamental para o metabolismo geral do corpo. Muitos tratamentos antigos eram feitos apenas com a ingestão de determinadas águas em estâncias minerais. Determinadas águas atenuam vários sintomas, chegando a ser curativas para diversas doenças.

Água de má qualidade não só faz mal porque a bebemos, mas também compromete a qualidade do plantio e do produto plantado e, em consequência, do que vai a nossa mesa na refeição para nos compor. Com isso prejudica a nossa integridade física, nossos hormônios, músculos e todas as funções do corpo.

Quem bebe pouca água envelhece mais cedo. A velhice pode ser medida também pelo grau de hidratação. Crianças são mais hidratadas que os idosos. Pessoas que bebem pouca água apresentam pele e mucosas mais secas. A água dilui o sangue, enquanto que a falta de água concentra as hemácias, facilita a trombose e a formação de cálculos renais. A água é diurética, e a diurese age a favor da eliminação de toxinas. A água umedece as fezes e com isso favorece o trânsito intestinal. As evacuações devem ser diárias como forma de desintoxicação, depuração.

Beba mais água para reduzir o estresse emocional e o oxidativo.

As melhores águas são as de pH acima de 7, ou seja, as alcalinas.

Devemos beber cerca de 30-35 ml por quilo de peso. Sendo assim, quem pesa 60 quilos deve beber entre 1800 a 2100 ml ao dia. A indicação clássica de oito copos ao dia é a média indicada. O dia deve começar e terminar com um copo de água. A água deve ser tomada preferencialmente fora das refeições. Evite a água na refeição ou limite-a a um copo (200 ml) no almoço e no jantar. Para algumas pessoas, a água na refeição pode prejudicar a digestão por diluir a concentração do suco digestivo no estômago.

Para neutralizar os efeitos pouco a pouco devastadores dos radicais livres, existem os alimentos que são fontes de substâncias de propriedades antioxidantes. Elas podem agir de várias formas, protegendo a membrana celular do bombardeio dos radicais livres, ou então neutralizando-os. Entre os antioxidantes mais estudados estão as vitaminas C, E e o betacaroteno, minerais como o selênio e substâncias denominadas de bioflavonoides, todos encontrados em vários alimentos que devem estar presentes no nosso dia a dia.

O envelhecimento se faz pelas oxidações que ocorrem em nossos órgãos à medida que o tempo passa. Todos os órgãos vão envelhecendo conjuntamente, mas o primeiro órgão a mostrar nosso envelhecimento é a pele, que aos trinta anos espelha no viço algo diferente do brilho dos vinte anos. O segundo órgão a sinalizar cansaço é a visão, no decorrer dos quarenta anos, quando quem até então não usava óculos começa a sentir a sua falta. Entre os alimentos ricos em antioxidantes, conhecidos como "varredores de radicais livres", protetores da pele e da visão, estão os alimentos que são fontes de betacaroteno (cenoura, mamão, manga, pêssego, damasco, abacate), vitamina E e selênio (nozes, castanhas, amêndoas, avelãs).

Com o passar do tempo as degenerações prosseguem e, a partir dos cinquenta anos, o envelhecimento começa a mostrar-se também no coração. Uma alimentação rica em vegetais reduz o risco de doenças crônicas, inclusive o câncer. A redução do sal, da gordura e do açúcar se torna essencial para esta fase da vida em que são comuns as manifestações de hipertensão arterial, os processos obstrutivos vasculares e enfartes. Exercícios aeróbicos, após o aval do clínico ou do cardiologista, são essenciais na prevenção de doenças cardiovasculares.

Na sequência, devemos estar atentos para evitar e retardar o consumo da massa muscular e óssea, que acontece nas mulheres após os sessenta anos e nos homens após os setenta anos. Além de priorizar o consumo de alimentos funcionais e dar atenção à ingestão de cálcio, deve-se também praticar musculação, com o objetivo de fortalecer músculos e ossos e contrariar a tendência natural que leva à diminuição da massa muscular, flacidez e osteoporose. Todos nós queremos envelhecer, contudo não queremos ficar "velhos", no sentido de inoperantes ou em desuso. Podemos retardar o nosso envelhecimento com o uso habitual de alimentos saudáveis e atividade física regular.

Alimentos funcionais

Entre os alimentos funcionais, ricos em antioxidantes que diminuem o efeito degenerativo dos radicais livres em nossos tecidos, estão as frutas vermelhas, fontes de um pigmento chamado licopeno.

Tomate, melancia, pitanga e goiaba vermelha – O uso habitual de alimentos ricos em licopeno é indicado na prevenção do câncer de próstata. O licopeno comprovadamente atua como antioxidante preventivo da aterogênese e carcinogênese.

Berries – Amora, framboesa, goji berry, cranberry, mirtilo. Amora é uma fruta que apresenta propriedades anti-inflamatória e antioxidante. Suas folhas secas podem ser utilizadas para fazer chá como medicamento caseiro para tratamento de cólicas menstruais e de fogachos (calores) no climatério.

Framboesa é fonte de vitamina C e flavonoides que auxiliam a retardar o envelhecimento cutâneo.

Goji berry favorece a oxigenação de tecidos e é indicado na dietoterapia para redução de celulites. O alimento é bastante rico em carotenoides e por isso contribui para evitar problemas de visão. Auxilia na fotoproteção adicional em pessoas mais suscetíveis aos raios ultravioletas.

Cranberry previne infecções urinárias, por possuir uma substância chamada proantocianidina, que tem a capacidade de impedir que as bactérias se proliferem nas vias urinárias.

Mirtilo tem alto poder antioxidante para neutralizar radicais livres, que prejudicam o nosso sistema imunológico, aceleram o envelhecimento e conduzem a doenças degenerativas.

Limão, lima, laranja, tangerina, acerola, caju, abacaxi – São frutas consideradas funcionais por serem ricas em vitamina C e bioflavonoides, potentes antioxidantes de ação anticancerígena.

Uva e vinho – As uvas quando consumidas junto com suas cascas e o vinho tinto são considerados alimentos funcionais por serem fontes do bioflavonoide chamado resveratrol, que previne doenças cardiovasculares, isquemias, infartos e derrames. O resveratrol reduz o LDL-colesterol.

O vinho tinto é mais indicado que o rosé e o branco porque, em seu processo de fabricação, cascas e sementes são aproveitadas, e isto aumenta muito a concentração de antioxidantes, entre eles o resveratrol e os bioflavonoides. Uvas vermelhas, roxas e pretas são as mais indicadas por terem maior concentração de resveratrol.

Repolho, couve, couve-de-bruxelas, couve-flor, espinafre e brócolis — São benéficos à saúde por serem ricos em glicosinolatos que atuam na prevenção de câncer de mama. Diariamente devemos ter em nosso prato um alimento deste grupo de vegetais.

Sementes de linhaça — São consideradas "funcionais" por serem ricas em ômega 6, ômega 3 e precursores da lignana, que atuam reduzindo a probabilidade de câncer ginecológico induzido pelo estrogênio. A linhaça é útil no tratamento da constipação intestinal. Seu óleo é excelente fonte de ômega 3, que beneficia a saúde do coração e dos vasos sanguíneos. O uso regular da linhaça reduz o colesterol total e o LDL-colesterol. A linhaça previne câncer de intestino. Pode ser consumida na proporção de uma colher de chá a uma colher de sobremesa ao dia, sobre uma fruta ou iogurte, misturada à granola ou sob a forma de farinha.

Aveia – A aveia é considerada alimento funcional por ser fonte de fibra solúvel betaglucana, associada com a redução do risco de câncer no estômago e nos intestinos. Estas fibras, que são solúveis, também atuam no sentido de diminuir o colesterol total e o LDL-colesterol, reduzindo o risco de doenças coronarianas.

Açaí – O açaí é uma fruta da região norte (Pará e Amazonas), cuja composição química pode trazer grandes benefícios na prevenção da aterosclerose. Contém elevada quantidade de vitamina E, sendo antioxidante natural, importante na eliminação dos radicais livres. Possui grande quantidade de fibras que favorecem o trânsito intestinal. Contém potássio, cálcio, vitamina B1 e elevado teor de pigmentos antocianinas que são antioxidantes potentes. O hábito de tomar açaí está associado à prevenção de doenças cardiovasculares. Uma polpa de 100 gramas de açaí possui 72 calorias. A fruta em si não é calórica, mas no Rio de Janeiro e em São Paulo costumam prepará-la batida com xarope de guaraná com açúcar, granola e alguma outra fruta, podendo chegar a mais de 500 calorias.

Cacau – Além de ser rico em flavonoides, que combatem os radicais livres, o grão do cacau também é fonte de um aminoácido chamado triptofano, responsável pela produção de serotonina, um neurotransmissor que promove o bem-estar, a sensação de prazer e felicidade. O alimento ainda possui um aminoácido chamado feniletilamina que aumenta a endorfina e melhora o humor. O chocolate amargo é aquele que tem mais de 50% de cacau. Quanto maior esse teor, mais saudável é o chocolate.

Soja – A soja é considerada um alimento funcional porque exerce efeito preventivo e terapêutico na doença cardiovascular, no câncer e na síndrome do climatério. À soja é atribuída a ação preventiva de câncer de mama, de próstata e de reto. O consumo regular de 25 gramas de proteína de soja ao dia é relacionado à redução do colesterol total e do LDL-colesterol. O hábito de comer soja previne doenças obstrutivas coronarianas. A soja exerce também função de fitormônio, devido às suas isoflavonas, genisteína e daidzeína, que possuem fórmula química semelhante ao estrogênio. A soja vem sendo indicada às mulheres, como recurso natural terapêutico na síndrome do climatério e na menopausa.

Temperos: alho, alho-poró, cebola, pimenta, gengibre, ou cúrcuma longa (açafrão-da-terra) e orégano – O hábito de usar pimenta, gengibre ou alho é benéfico à circulação sanguínea e diminui a agregação de plaquetas, e com isso a possibilidade de formação de trombos e tromboses. Ao alho têm sido atribuídos efeitos medicinais desde a Antiguidade e é provavelmente a erva medicinal mais citada na história da nutrição. Ao alho é atribuído efeito antibiótico e mucolítico. Vários estudos epidemiológicos mostram que o alho pode ser eficaz em reduzir o câncer em humanos. Através de seus compostos sulfurados produzidos pela decomposição da alicina, age diminuindo o colesterol e reduzindo a pressão arterial.

Açafrão-da-Terra (Cúrcuma longa) – É a especiaria mais indicada para reduzir algumas formas de tumores, inclusive câncer. Estudos demonstraram que os curcuminoides (substâncias presentes no açafrão-da-terra) inibem a atividade de moléculas responsáveis pela mediação da dor e da inflamação. É um potente anti-inflamatório e antioxidante, utilizado desde a Antiguidade para reduzir dores das doenças reumáticas. Estimula a circulação e a redução de placas de gordura (ateroma) nas artérias.

Orégano – O chá de orégano é digestivo e indicado para diminuir a formação de gases intestinais. Seu óleo – comercializado em cápsulas – é um medicamento contra candidíase vaginal.

Azeite – É alimento funcional por ser fonte de gordura monoinsaturada, que é benéfica na prevenção e no tratamento do excesso de colesterol. Possui ação anti-inflamatória capaz de evitar o enrijecimento das artérias. Facilita o funcionamento intestinal. Fornece nutrientes para a proteção da pele e é fonte de vitamina E. O azeite só deve ser consumido cru, sem ter sido aquecido. Não se deve fritar com azeite. O azeite quando aquecido perde os seus efeitos benéficos e transforma-se em uma gordura ruim à saúde, rica em uma substância cancerígena, denominada acroleína.

Chá-verde (Camellia sinensis) – Por ser rico em um bioflavonoide chamado de catequina, o hábito de beber chá-verde tem sido relacionado à longevidade dos orientais. Entre seus efeitos benéficos, diminui a agregação das plaquetas prevenindo trombos e doenças obstrutivas coronarianas. Também indicado para a prevenção do câncer.

Frutas Oleaginosas – Castanha-do-pará, castanha-de-caju, nozes, amêndoas: 30 gramas de frutas oleaginosas ao dia (pode ser um mix de várias delas) ajudam a prevenir doenças degenerativas nas artérias, no coração e no cérebro. São ricas em vitamina E e selênio, que protegem a visão. Nozes, na dietética chinesa, são indicadas para melhorar a memória. São bastante calóricas: 100 g contêm 700 calorias

Iogurte e coalhada – São alimentos funcionais devido a seus lactobacilos e bifidobactérias que beneficiam a saúde da flora intestinal, facilitam a eliminação das fezes, previnem câncer de cólon, melhoram a resistência às infecções e reduzem o colesterol. Além disso, o iogurte e a coalhada são alimentos ricos em cálcio, e seu uso regular evita osteoporose.

Peixes – O consumo regular de peixes, principalmente os ricos em ômega 3 (salmão, atum, bacalhau, sardinha, truta), reduz a hipertensão arterial e o risco de doenças cardiovasculares. O hábito de consumir peixe é também relacionado com a redução de ocorrência de câncer de mama, cólon, pele, pulmão, próstata e laringe.

4 - O sangue gorduroso

O nosso corpo necessita de gordura para fabricar hormônios, proteger a pele, dar força aos músculos e transmitir impulsos nervosos. As gorduras são a base das vitaminas A, D, E e K, dos hormônios sexuais, dos sais biliares e também do nosso cérebro. O consumo de gordura é necessário à vida, porém o seu excesso pode abreviá-la.

Em termos alimentares, existem gorduras ruins e gorduras boas para serem ingeridas. As boas são as contidas, por exemplo, nas castanhas, nozes, amêndoas, avelãs, azeite, atum, sardinha, salmão, girassol, milho e soja. As ruins são as gorduras saturadas e ricas em colesterol. O colesterol em nosso organismo provém de duas fontes, uma endógena (que fabricamos em nosso fígado) e outra exógena (que vem dos alimentos que ingerimos). Nem sempre conseguimos controlar o colesterol através de uma alimentação saudável, pobre em gorduras. Existem dislipidemias, ou seja, disfunções para o excesso de colesterol e/ou triglicerídios, de ordem familiar, quando o indivíduo produz mais dessas gorduras, independentemente de ingeri-las. Estas dislipidemias devem ser controladas com medicamentos, pois nem sempre uma dieta saudável e exercícios físicos mantêm o colesterol dentro dos limites indicados. Nestes casos, a alimentação entra como coadjuvante trazendo elementos protetores da saúde das células. Para a maioria das pessoas, uma alimentação saudável aliada a uma prática física regular de mais de trinta minutos ao dia melhora a qualidade da vida e mantém colesterol e triglicerídios nos níveis normais.

São grandes as evidências epidemiológicas de que o hábito de comidas ricas em colesterol provoca maior incidência de mortes causadas por placas de gordura que estreitam caminhos vasculares e bloqueiam a chegada de oxigênio às células. A maior causa de morte em todos os países desenvolvidos ou em desenvolvimento resulta do depósito de gordura nas artérias do coração. Quando este depósito de gordura compromete a irrigação do músculo cardíaco, ele entra em sofrimento, podendo levar à parada cardíaca e morte súbita.

O colesterol é necessário à vida, porém o problema é o seu excesso. Como toda a gordura, o colesterol é insolúvel no sangue, e precisa de substâncias para transportá-lo; e quem faz este papel são as lipoproteínas. Uma delas chama-se LDL-colesterol (*Low Density Lipoprotein*) ou lipoproteína de baixa densidade, conhecida como "colesterol ruim", e sua função é a de transportar o colesterol do fígado para as artérias, onde se deposita em algum sítio dando início a um processo inflamatório que termina por formar uma placa de gordura oxidada, denominada de placa de ateroma. Um outro transportador chama-se HDL-colesterol (*High Density Lipoprotein*) ou lipoproteína de alta densidade, que tem função oposta, a de resgatar o colesterol do sangue, levando-o de volta ao fígado para que possa ser metabolizado. O HDL-colesterol, conhecido como "colesterol bom", faz então o papel antagônico à formação das placas de ateroma. O colesterol HDL nos dá proteção contra os depósitos de gordura que o LDL promove.

O LDL-colesterol, quando se deposita na camada interna das artérias, dá origem a um processo inflamatório envolvendo radicais livres e células de defesa chamadas macrófagos. Neste processo, os macrófagos cercam o colesterol que se oxida e dão origem às "células espumosas", que são assim chamadas por assim se parecerem. Esta reação inflamatória local que envolve processos oxidativos tende a ser progressiva evoluindo para fibrose, calcificação e endurecimento daquele local da artéria acometida. A aterosclerose é o produto de um processo que resulta em acúmulo de substâncias gordurosas, fibras musculares e tecidos fibrosos na parede interna das artérias, por onde o sangue flui. Este processo inflamatório e degenerativo tende a formar coágulos, e, quando uma artéria estreita é bloqueada por um coágulo, o tecido que deixa de ser nutrido entra em falência e morre. Pequenos derrames cerebrais, que muitas vezes se passam sem que o paciente perceba, vão gerando déficits nos órgãos dos sentidos, na atenção e na memória.

A aterosclerose é uma doença multifatorial, evolutiva, crônica e de característica inflamatória, mas que pode ser controlada com hábitos de vida, antioxidantes e medicamentos.

A aterosclerose pode ocorrer em qualquer região do corpo, mas quando acontece no coração ou no cérebro a consequência costuma ser limitante da qualidade de vida e muitas vezes fatal, provocando infarto agudo do miocárdio ou acidente vascular cerebral.

Altos níveis de HDL podem impedir o depósito de colesterol nas artérias, sendo assim úteis na prevenção da doença cardiovascular. As placas de ateroma podem ser evitadas com hábitos saudáveis, tais como boa alimentação e atividades físicas. Exercícios aeróbicos aumentam o HDL--colesterol.

> *O excesso de colesterol LDL é ruim porque provoca deposição, inflamação e calcificação do colesterol nas artérias.*
>
> *O aumento do colesterol HDL é bom porque leva à maior remoção do colesterol LDL que se deposita e inflama as artérias.*

Para aumentar o colesterol bom (HDL) no sangue

- Coma mais peixes, que são fontes de ômega 3, um tipo de gordura que diminui a inflamação que as placas de colesterol oxidado causam nas artérias.

- O ômega 3 diminui a agregação plaquetária e com isso a possibilidade de formar trombos que promovem tromboses, derrames e infartos, diminui também os triglicerídios e possui efeito protetor na pele.

- Incorpore o hábito alimentar de consumir azeite, de preferência o extravirgem, e frutas oleaginosas como nozes, castanhas, amêndoas, pistache, por serem fontes de ácidos graxos monoinsaturados e de vitamina E, que diminuem a oxidação das gorduras e sua fixação nas artérias.

- Exercícios físicos aeróbicos, como por exemplo: corrida, caminhada, esteira, bicicleta, hidroginástica, pelo menos trinta minutos ao dia, colaboram para o aumento de HDL.

Alimentos que protegem o coração:

Peixes (fontes de ômega 3); hortaliças (fontes de ácido fólico); azeite (fonte de óleos monoinsaturados e vitamina E); óleo de canola (fonte de óleos monoinsaturados e ômega 3); proteína de soja, cereais integrais, aveia (fontes de flavonoides, fibras, lignanas); frutas cítricas (fontes de vitamina C e bioflavonoides); frutas vermelhas (fontes de bioflavonoides); pistache, nozes, castanhas, amêndoas, macadâmias (fontes de monoinsaturados e vitamina E).

Para evitar o excesso de colesterol ruim (LDL) no sangue

- Evitar carnes gordas, linguiça, bacon, salame, mortadela, torresmo, pele das aves, vísceras (fígado, rim, miolo, miúdos), leite integral, creme de leite, manteiga, biscoitos amanteigados, sorvetes cremosos, chantili, frituras e acompanhamentos "aos quatro queijos".

O sangue gorduroso

- O ácido palmítico é uma gordura saturada presente nas carnes e corresponde em média a 60% da ingestão habitual em uma dieta. Ele contribui bastante para aumentar a fração ruim do colesterol.

- O ácido palmítico e o ácido mirístico, presentes no leite e seus derivados, são as gorduras mais aterogênicas, ou seja, são as que mais fornecem matéria-prima para ser oxidada na parede das artérias. As gorduras oxidadas na parede das artérias promovem uma cadeia inflamatória silenciosa, que aos poucos estreita os leitos vasculares.

Alimentos que provocam o aumento dos triglicerídios: açúcar, cana-de-açúcar, melado, rapadura, massas, bolos, biscoitos, farinhas e bebidas alcoólicas.

O excesso de colesterol ingerido aumenta a incidência de aterosclerose coronariana e aórtica.

5 - O sangue salgado

A redução do sal ajuda a preservar a saúde e integridade das nossas artérias. O hábito de uma alimentação frugal, rica em potássio e pobre em sal, protege as artérias do endurecimento que ocorre em suas paredes à medida que o tempo passa. Embora a tendência natural da vida seja a formação de placas de ateroma, o enrijecimento das artérias e a hipertensão arterial, é possível escapar desta vulnerabilidade. A nossa qualidade de vida depende de nossos hábitos. Com controle alimentar, e medicamentoso se necessário, pode-se evitar um acidente vascular ou um enfarte, e com isso aumentar a expectativa de vida. Podemos mudar o curso de uma história que a princípio poderia estar escrita de forma abreviada e fatal.

A hipertensão é um dos principais problemas de saúde e constitui o principal fator de risco cardiovascular. A diminuição do consumo de sal é um caminho simples, mas não fácil, para prevenção e tratamento não medicamentoso da hipertensão arterial.

Dentre os fatores nutricionais bem conhecidos e que se associam ao sal, elevando a pressão arterial, está o consumo de álcool. A bebida alcoólica, geralmente acompanhada de petiscos salgados, além de elevar a pressão arterial, promove edemas (inchaços) e fermentações no estômago e intestinos. A pessoa que tem por hábito o abuso de álcool e salgadinhos costuma ter o abdome dilatado e protuberante. A prevalência de hipertensão arterial aumenta ainda mais quando associamos sal, álcool e obesidade.

O aumento progressivo da pressão arterial, que ocorre com o envelhecimento, guarda estreita relação com a ingestão de sódio (das comidas salgadas) e de potássio (das frutas, verduras, legumes e grãos).

A hipertensão arterial é observada com frequência em comunidades nas quais a ingestão de sal é maior que 100 mEq/dia (que equivale a 6 g de sal = 1 colher de chá) e é rara em comunidades cuja ingestão de sal é menor que 50 mEq. Além da redução da pressão arterial, a restrição de sal diminui a ocorrência de acidentes encefálicos. A restrição do sal também é indicada para tratamento e prevenção da osteoporose. Com a diminuição do sal, diminui a excreção de cálcio.

A restrição de sal não deve ser só para os hipertensos, mas também para toda a população. Diminuir o sal deve fazer parte do cuidado que cada um deve tomar em relação ao próprio corpo. À medida que o sal retém a água, retém também mais toxinas, o que aumenta o processo oxidativo em todos os tecidos.

> *Excesso de sal colabora para o envelhecimento acelerado.*
>
> *Em mulheres, o abuso de sal aumenta a incidência de celulites.*
>
> *O ideal é consumirmos a cota de 1 colher de chá de sal ao dia (6 g).*
>
> *Devemos evitar ter o saleiro à mesa.*
>
> *Deve-se evitar excessos no consumo de shoyu, embutidos (salsichas, salame, mortadela, presunto), defumados, bacalhau, carne-seca, queijos, biscoitos, sopas e temperos de pacotes.*

O efeito hipotensor com medidas dietéticas pode ser observado após 8 semanas do controle sobre a ingestão de sal.

Mais eficaz que a simples restrição de sal é a adoção de um plano dietético para a vida toda. O hábito de comer vegetais, frutas, cereais, grãos, carnes magras e laticínios com baixo teor de gorduras previne o surgimento da hipertensão arterial e controla os níveis da pressão dos hipertensos.

- Substitutos do sal, contendo cloreto de potássio no lugar de cloreto de sódio (sal), não têm exatamente o mesmo gosto do sal, mas é uma alternativa de tempero salgado aos hipertensos. Pacientes hipertensos com diminuição da função renal só devem fazer uso do cloreto de potássio sob consentimento médico, devido ao risco de hiperpotassemia.

- Temperos como cheiro-verde, manjericão, orégano, cominho, raiz-forte e pimenta devem ser usados como recursos simples para diminuir o sal do dia a dia sem que a comida fique sem graça.

- A maior ingestão de potássio e magnésio, presente nos vegetais e frutas, minimiza os efeitos nocivos de uma refeição rica em sal. Após uma refeição mais salgada fica indicada uma próxima refeição frugal.

- Frutas como abacaxi, melancia, melão e chás diuréticos ajudam a evitar retenção de líquidos. A retenção de líquidos costuma ser observada após o abuso de sal e/ou álcool. Mostram-se nos inchaços, na maioria das vezes em torno dos tornozelos e dos olhos.

Os chás diuréticos auxiliam no tratamento não medicamentoso da hipertensão arterial e dos inchaços pré-menstruais. Alguns chás, por serem ricos em outros minerais, como o potássio, colaboram para a eliminação de excesso de líquidos, sem causar a sensação de fraqueza.

Chá de abacaxi

Ingredientes: 1 abacaxi e 1 litro de água fervente.

Modo de preparo: lave bem o abacaxi, descasque-o e retire o seu miolo. Guarde a parte comestível para comer, fazer um suco ou assar. Este chá é feito com as partes "menos nobres" da fruta, que a gente habitualmente joga fora.

Em uma panela com água fervendo, acrescente as cascas e o miolo retirado, por 20 minutos em fogo baixo, com a panela tampada.

Para efeito refrescante, acrescente, no último minuto do cozimento, 1 xícara de folhas de frescas hortelã. Espere esfriar, coe e guarde na geladeira.

Caso queira aquecer o corpo, acrescente um bastão de canela em pau nos cinco últimos minutos do cozimento. Consuma o chá morno.

Para efeito mucolítico (ou seja, o de eliminar mucos, pigarros e catarros), acrescente 2 colheres de chá de gengibre ralado, 2 colheres de sopa de mel, nos últimos dois minutos do cozimento. Beba morno.

Diurético, digestivo, rico em bromelina, uma enzima que também ajuda na eliminação de mucos e secreções respiratórias.

Chá de casca de chuchu

Ingredientes: casca de 2 chuchus e 1 litro de água fervente.

Modo de preparo: lave e descasque os chuchus. Ferva 1 litro de água e acrescente as cascas. Cozinhe-as por 5 minutos. Caso queira dar sabor mais agradável, acrescente 10 folhas de hortelã no último minuto.

Chá de casca de melancia

Ingredientes: 500 g de casca de melancia e 1 litro de água fervente.

Modo de preparo: lave bem a casca da melancia e fatie-a em lâminas de mais ou menos 1 cm de largura. Ferva um litro de água, acrescente as fatias da casca de melancia e deixe ferver por um minuto, desligue e tampe a panela. Pode ser tomado frio, morno ou gelado.

Chá de cabelo de milho

Ingredientes: 1 xícara de cabelo de milho e 1 litro de água fervente.

Modo de preparo: ferver a água e acrescentar os "cabelos de milho". Deixe esfriar com a panela tampada. Consuma-o frio, morno ou gelado.

6 - O sangue açucarado

O excesso de açúcares mina a qualidade de nossos tecidos. Pães, biscoitos, massas, bolos, balas e doces são carboidratos que se transformam em açúcar, e que quando consumidos além de nossas necessidades são armazenados sob a forma de gordura em depósitos espalhados pelo corpo.

Carboidratos são as formas químicas compostas por carbono, oxigênio e hidrogênio e têm como função o fornecimento de energia ao corpo. São classificados em simples e complexos.

Os carboidratos simples

São facilmente absorvidos pelo nosso organismo e se apresentam sob a forma de glicose, frutose, que é o açúcar natural das frutas, sacarose, que é o nosso açúcar da cana, maltose, que é o açúcar do malte, e lactose, que é o açúcar natural do leite.

O excesso de açúcar ingerido pode, com o tempo, esgotar a capacidade do pâncreas em fabricar a insulina, o hormônio responsável pela saída da glicose do sangue para as células, para fornecer a energia necessária ao funcionamento do corpo. Pessoas acima do peso, hipertensos e aquelas que têm história familiar de diabetes devem diminuir a ingestão de doces e massas, como forma de evitar inúmeras complicações decorrentes do excesso de açúcar no sangue, que silenciosamente diminui a qualidade da vida e encurta a sua duração.

Os carboidratos complexos

São mais lentamente absorvidos pelo organismo e, com isso, estimulam o pâncreas à fabricação de insulina de uma forma menos intensa, menos imediata e mais equilibrada. Entre eles, os cereais integrais, granola, aveia, trigo integral, pão integral, arroz integral, quinoa, aipim, inhame, cará, feijões de todos os tipos, soja, lentilha, maçã e pera. O hábito de priorizar o consumo de carboidratos complexos ajuda a preservar a função do pâncreas e evita a resistência à insulina.

A resistência à insulina acontece quando o nosso corpo não consegue usar com eficiência a insulina que fabrica. Como o próprio nome diz, resistência à insulina é uma condição em que os tecidos se tornam menos responsivos à ação deste hormônio. Para compensar, o pâncreas passa a produzir maiores quantidades de insulina na tentativa de preservar a entrada da glicose na célula. Dentro deste desequilíbrio, o excesso de insulina ajuda a manter a taxa de glicose no sangue dentro de uma faixa normal, às vezes por décadas, até que surja o aumento da glicose no sangue e o diagnóstico de diabetes tipo 2.

A resistência à insulina acarreta maior deposição de gordura nas artérias, baixo nível de colesterol HDL (o colesterol bom), aumento dos triglicerídios e aumento da gordura abdominal. A gordura depositada em torno do abdome e da cintura é também sinal de maior depósito de gordura em órgãos como o fígado e o coração, e maior risco de doenças cardiovasculares, como hipertensão arterial, infarto agudo do miocárdio, acidente vascular cerebral e trombose.

Pode-se diminuir a resistência à insulina com condutas simples, como a de priorizar carboidratos complexos em vez de simples, manter-se dentro de uma faixa ideal de peso e fazer exercícios físicos de forma rotineira.

A obesidade alimenta o processo que leva à resistência à insulina.

Todos os carboidratos se transformam em glicose, mas interferem de forma diferente na sua elevação no sangue.

> Possuem alto índice glicêmico: *glicose, maltose, açúcar, melado, doces açucarados, farinha de trigo refinada, pão branco, tapioca, waffle, batata assada, cenoura cozida.*
>
> Possuem baixo índice glicêmico: *iogurte, queijo, leite, leite de soja, soja, aveia, feijão, lentilha, ervilha, arroz integral, cereais integrais, cevadinha, vegetais folhosos, cenoura crua, mingau de aveia, maçã, pera, pêssego, uva, ameixa.*

Baseados neste dado, em 1981, Jenkins e cols. propuseram a classificação dos carboidratos através do chamado "índice glicêmico", que é definido a partir da rapidez da elevação da glicose no sangue após a ingestão de carboidratos. Influenciam na elevação da glicose no sangue a natureza do amido, a quantidade de carboidratos simples, a presença de fibras, a cocção, o processamento, o tamanho das partículas e a presença de fitatos, gorduras e proteínas.

- Açúcar, leite condensado, doces, pudins, caldas açucaradas e farinha refinada são exemplos de alimentos de alto índice glicêmico que colaboram para o surgimento da resistência à insulina, obesidade e diabetes.

- Alimentos cozidos, sob a forma de papas ou sucos coados têm seu processo digestivo facilitado e com isso também transformam-se em glicose mais rapidamente, e assim têm índice glicêmico mais elevado.

- Carboidratos crus e ricos em fibras são mais lentamente absorvidos e possuem um índice glicêmico menor do que se estivessem processados sob a forma de sopas ou sucos.

As dietas com carboidratos de baixo índice glicêmico, entre eles pão integral, arroz integral, feijões e hortaliças, diminuem a sensação de fome. Esses alimentos induzem à saciedade por serem ricos em fibras que retardam o tempo de absorção da glicose e poupam a função endócrina das células produtoras de insulina. Dietas que preconizam carboidratos de baixos índices glicêmicos reduzem o colesterol, os triglicerídios e a resistência à insulina.

Vários estudos mostram que dietas com carboidratos de baixo índice glicêmico facilitam a manutenção do peso dentro da faixa ideal.

Excessos de carboidratos, especialmente açúcar, elevam os triglicerídios, que se depositam como gorduras no corpo.

A verificação dos níveis de glicose e hemoglobina glicosilada é simples e deve ser feita anualmente para rastrear alterações e prevenir o diabetes ou as suas consequências.

Na medicina chinesa, o excesso de açúcar é descrito como gerador de enfraquecimento da energia vital, ligada aos rins, ovários, testículos e hormônios sexuais. O hábito de doces acalma, e, em excesso, diminui a libido. Excesso de açúcares também gera preguiça e umidade no corpo, que pode se manifestar sob a forma de secreções respiratórias como pigarros, catarros, mucos, corrimentos e também edemas em membros inferiores. Ingerir doces a toda hora gera um círculo vicioso de imediato bem-estar e posterior fadiga, a qual só melhorará com um pouco mais de doce. Assim ocorre o enfraquecimento de um sistema que os chineses denominaram de baço-pâncreas, que repercute em todo o corpo, gerando flacidez, varizes e inchaços na região abdominal e nos tornozelos.

Excesso de alimentos doces diminui a nossa concentração, mesmo que um pouco de açúcar facilite o raciocínio. Em outras palavras, o açúcar em dose adequada é energético, mas em dose excessiva nos rouba energia.

A redução do doce na alimentação do dia a dia pode ser feita de uma forma gradual, mudando hábitos. Caso você se veja como um "açucólatra", comece evitando as sobremesas mais doces como doce de leite, doces em caldas, pudins e tortas, deixando-os para ocasiões especiais. Procure substituir estes doces por sobremesas frugais e mousses à base de gelatina, iogurte e clara de ovo. Deixe de adicionar açúcar nos sucos de fruta e chás. Diminua o açúcar do café para uma colher de chá (ou uma pedra) por xícara e procure não beber mais de 3 xícaras pequenas ao dia. A diminuição da ingestão de açúcar, em poucos dias, faz com que o corpo sinta menos falta do doce.

> *Nem muito sal, nem muito açúcar, nem muita gordura, nem muita fartura: esta é a regra.*

7 - A culinária funcional

As receitas aqui apresentadas, aprendi com chefs, cozinheiros, pacientes, amigos e livros. Muitas eu modifiquei, substituindo ou acrescentando ingredientes para dar a característica funcional a esta culinária. Como parte de meu trabalho, pesquiso formas saborosas de preparar alimentos benéficos à saúde. Chamo de culinária funcional aquela em cujas receitas estão presentes alimentos funcionais, que por definição, além de nos nutrir, promovem efeitos benéficos à saúde.

Uma simples salada composta de um ou mais vegetais, pode compor uma refeição bela e saborosa. Alface, agrião, tomate, pepino, cenoura, beterraba, rúcula e cebola são os vegetais mais comumente presentes em nossas saladas. Se você varia pouco a sua salada e acha monótona a repetição, procure ampliar as combinações entre as hortaliças e as várias possibilidades de molhos. Inclua com mais frequência em sua salada, vegetais como acelga, espinafre, repolho e couve, que podem ser comidos crus, cortados fininhos. Brócolis, couve-flor, aipo, nabo, também podem ser comidos crus, cortados em pequenos pedaços. Os alimentos crus são mais ricos em antioxidantes, no entanto, geram maior formação de gases. Mas eles podem ser cozidos no vapor ou em água, o que facilita bastante a digestão. Para que os vegetais cozidos adquiram uma consistência mais firme e não percam sua cor viva, existe também a possibilidade de retirá-los da água quente e mergulhá-los na água gelada, como se fosse um choque térmico mesmo. Este processo interrompe o cozimento e preserva os fitoquímicos dos alimentos.

Procure incluir mais brotos na sua alimentação. Eles são expressões jovens de vida e são indicados como rejuvenescedores de energia. Segundo a dietética chinesa, "os brotos nos renovam". Entre eles, o broto de feijão, de alfafa, de lentilha, de bambu, de trevo e de soja.

Vegetais folhosos, brotos e raízes, são fontes expressivas de antioxidantes e elementos de grande importância na manutenção da qualidade da nossa matéria física e energia. São fontes de pigmentos carotenoides, vitaminas do Complexo B, ácido fólico, cálcio, ferro, potássio.

Estes molhos têm um leve toque de sabor ácido que tem por função auxiliar na absorção dos minerais. O meio ácido facilita a absorção do ferro e do cálcio.

Molhos & Saladas

Saladas alimentam, refrescam e desintoxicam o organismo. Normalmente servidas acompanhadas de molhos frios, que umedecem e acentuam o sabor, contribuem para a hidratação do corpo, promovendo ainda uma digestão fácil e rápida, afastando por completo a desagradável sensação de moleza tão comum após a ingestão de alimentos gordurosos.

Nas refeições funcionam como entradas, antes dos pratos quentes, para que cumpram à risca o objetivo de aumentar a saciedade e reduzir o consumo de alimentos calóricos.

E o que é melhor, permitem a combinação de diversos sabores e texturas, estimulando ainda mais o apetite.

Os molhos realçam o sabor e a aparência de diversos pratos. O leve toque ácido presente nas receitas serve para facilitar a melhor absorção de minerais como ferro e cálcio.

Dicas para tornar as saladas mais saudáveis e gostosas:
- Compre apenas vegetais da época, que estejam frescos.
- Lave bem os vegetais. Depois, deixe-os de molho em uma solução de vinagre.
- Prepare e tempere no momento em que for consumir.
- Prefira azeite extravirgem leve, pimenta moída na hora e mostarda.
- Procure cortar os vegetais em cubos, sempre do mesmo tamanho.

Molho de mostarda

Ingredientes: 1/2 xícara de água; 1/2 xícara de mostarda; suco de 1 limão; 1 pitada de açúcar; 1 colher de sopa de salsa picada; 1 colher de sopa de cebolinha picada; sal a gosto.

Modo de preparo: Misturar bem com o auxílio do garfo ou bater no liquidificador.

Porção de 20 ml contém 10 calorias.

Molho de iogurte com hortelã

Ingredientes: 1 xícara de iogurte natural desnatado; 2 colheres de sopa de folhas de hortelã; 3 colheres de sopa de azeite extravirgem; 1/2 xícara de água; sal a gosto.

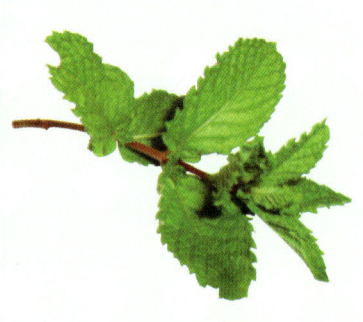

Modo de preparo: Bater todos os ingredientes no liquidificador. Caso queira dar uma consistência mais firme acrescente menos água.

Porção de 50 ml contém 55 calorias.

Molho de iogurte com mostarda

Ingredientes: 1 xícara de iogurte natural desnatado; 2 colheres de sopa de azeite extravirgem; 1 colher de sopa de suco de limão; 1colher de sopa de mostarda; 1 colher de chá de mel (ou 1 pitada de açúcar ou adoçante); 1 colher de sopa de salsa picadinha; pimenta e sal a gosto.

Modo de preparo: Misturar bem ou bater tudo no liquidificador.

Porção de 50 ml contém 57 calorias.

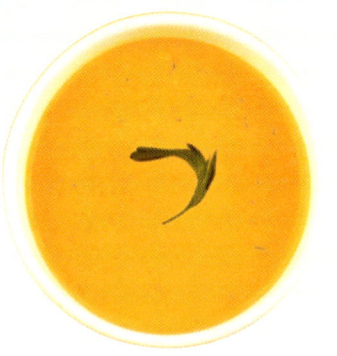

Molho francês

Ingredientes: 3/4 de xícara de azeite; 1 colher de chá de mostarda; 1/4 de xícara de vinagre de vinho; 1 pitada de pimenta-do-reino; 1/2 xícara de água; 1 colher de chá de sal.

Modo de preparo: Bata todos os ingredientes, e, aos poucos, acrescente água até atingir a consistência de sua preferência.

Porção de 20 ml contém 88,6 calorias.

Molho vinagrete

Ingredientes: 1 tomate; 1/2 pimentão vermelho; 1/2 cebola média; 1/2 xícara de vinagre balsâmico; 1 xícara de água; 1 colher de sopa de cheiro-verde picado; 1 colher de sopa de mostarda; 2 colheres de sopa de azeite extravirgem; 1 pitada de açúcar ou adoçante; 1 pitada de sal.

Modo de preparo: Corte o tomate, a cebola e o pimentão em cubinhos e acrescente os demais ingredientes.

Porção de 40 ml contém 30 calorias.

Vinagrete de frutas

Esta receita aprendi com o chef de cozinha Alcir Ribeiro, em curso de culinária funcional que ministramos na padaria Graciliano, em Belo Horizonte, em 2004.

Ingredientes: 1 kiwi; 1 maracujá; 1 fatia de melancia (150 g); 1/2 manga; 1 pera; suco de 1 laranja; 1 colher de chá de *shoyu*; 2 colheres de sopa de água; 3 colheres de sopa de azeite extravirgem; 5 colheres de sopa de vinagre de arroz ou maçã; 10 folhas de hortelã; sal a gosto.

Modo de preparo: Cortar o kiwi, a melancia, a manga e a pera em pequenos cubos. Acrescentar a polpa do maracujá (ou se preferir coar) e os demais ingredientes.

Porção de 50 g contém 43,5 calorias.

Vinagrete de morangos

Estes dois vinagretes, de morango e de beterraba, e a salada de brotos com cenoura, aprendi com Margarida Nogueira e Paula Travassos, em curso de culinária funcional que ministramos no restaurante Garcia & Rodrigues, no Leblon, em 2002.

Ingredientes: 1 xícara de morangos picados; 1 colher de sopa de vinagre de vinho tinto; 1 colher de chá de vinagre balsâmico; 1 pitada de açúcar ou adoçante; 1 colher de sopa de azeite extravirgem; 1 pitada de sal.

Modo de preparo: Bata todos os ingredientes no liquidificador.

Porção de 50 g contém 27 calorias.

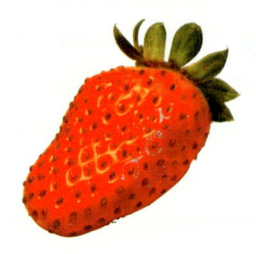

Vinagrete de beterraba

Ingredientes: 1/2 xícara de beterraba cozida e picada; 1/2 xícara de suco de laranja; 2 colheres de sopa de azeite extravirgem; 1 colher de chá de vinagre de vinho tinto; pimenta moída e sal a gosto.

Modo de preparo: Bata todos os ingredientes no liquidificador.

Porção de 100 g contém 75 calorias.

Salada de brotos com cenoura

Ingredientes: Salada – 250 g de brotos de feijão; 150 g de nirá; 2 cenouras de tamanho médio. *Molho* – 2 colheres de sopa de vinagre de arroz; 3 colheres de sopa de *shoyu;* 3 colheres de sopa de azeite extra-virgem; 1 colher de chá de óleo de gergelim, sal a gosto.

Modo de preparo: Corte as cenouras em tiras bem finas, e faça o mesmo com os nirás cuidando para que fiquem do mesmo tamanho das cenouras.

Numa panela, com água fervente, cozinhe tudo por 1 a 2 minutos, e acrescente os brotos de feijão.

Quando a água ferver novamente, retire os vegetais do fogo, passando-os para uma vasilha com água gelada.

Deixe esfriar, escorra e leve a uma saladeira.

Faça o molho misturando todos os ingredientes e regue a salada.

Rendimento: 4 porções (cada porção de 180 g contém 160 calorias).

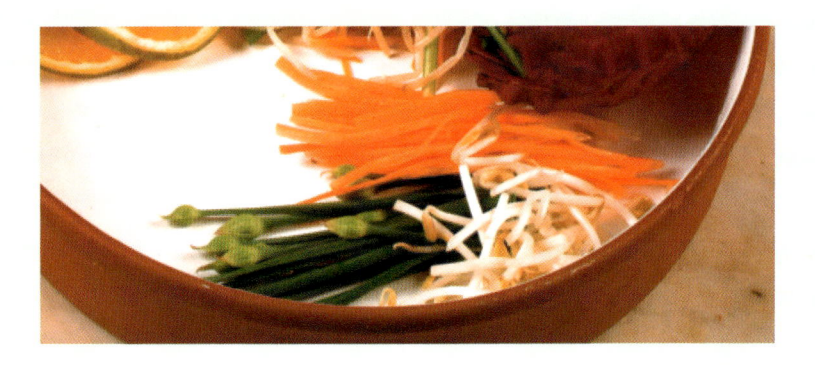

A culinária funcional

Salada de feijão de soja

Esta receita e a salada calabresa que vem a seguir aprendi com Paulette Veiga, professora da oficina de culinária funcional, um projeto social da Clínica João Curvo em parceria com o Instituto Kinder do Brasil, realizado na sede da ONG "O Sol", no Jardim Botânico, no Rio de Janeiro, em 2005.

Ingredientes: 1 xícara de feijão de soja; 1 litro de água; suco de 1 limão; 1/2 cebola cortada em meia-lua, fina; 1/2 xícara de pimentões vermelhos e amarelos picados; 4 colheres de sopa de salsa e cebolinha picadas; 3 colheres de sopa de azeite; sal a gosto.

Modo de preparo: Arrume as cebolas no fundo da saladeira. Regue com limão e salpique sal. Reserve. Assim as cebolas "cozinharão" no limão e no sal, perdendo um pouco do ardido de seu sabor. Em uma panela de pressão com água, cozinhe o feijão de soja por 15 minutos depois da panela apitar. Escorra a soja ainda quente e coloque na saladeira como uma camada por cima das cebolas. Regue com azeite e salpique sal. Deixe esfriar e acrescente os pimentões, a salsa e a cebolinha.

Rendimento: 6 porções (cada porção contém 121 calorias).

Salada calabresa

Ingredientes: 2 xícaras de pimentão vermelho e amarelo picados; 2 xícaras de abobrinha picada, com casca e sem semente; 1 xícara de cebola cortada em cubos; 1 dente de alho amassado; 1 colher de café de pimenta calabresa; 1 colher de café de orégano; 1 colher de sopa de azeite; 4 colheres de sopa de vinagre ou de suco de limão; sal a gosto.

Modo de preparo: Misture todos os ingredientes em uma saladeira, salpique sal e deixe marinar na geladeira por duas horas.
Pode-se acrescentar mussarela de búfala, tofu ou nozes picadas.

Rendimento: 6 porções (cada porção contém 42 calorias).

Salada de grão de trigo

Ingredientes: Salada – 1 xícara de trigo em grão; 4 xícaras de água; 1 maçã verde cortada. *Molho* – 180 ml de iogurte natural desnatado; 2 colheres de sopa de salsa picada; 2 colheres de sopa de azeite; sal a gosto.

Modo de preparo: Cozinhe os grãos de trigo com água e sal, numa panela de pressão por 20 minutos após o início do apito da panela. Depois de cozido, escorra e coloque na saladeira. Acrescente a maçã em cubos. Faça o molho misturando o iogurte com o azeite e o sal. Regue a salada e salpique a salsa.

Rendimento: 6 porções (cada porção contém 151 calorias).

Salada de verão

Ingredientes: Salada – 2 mangas cortadas em cubos; 2 peras cortadas em meia-lua; 1 xícara de morangos fatiados; 6 damascos secos cortados em tiras; 1 colher de sopa de passas escuras; 2 colheres de sopa de nozes picadas; 1 chicória crespa desfolhada; 1 pé de alface americano picado. *Molho* – 2 copos de iogurte natural desnatado; 4 colheres de sopa de azeite extravirgem; 1 colher de sobremesa de alecrim fresco; 1 colher de chá de sal.

Modo de preparo: Numa saladeira, faça um leito, primeiro com uma camada de alface americano e depois com outra, de chicória crespa. A seguir, coloque as frutas.

Prepare o molho misturando todos os ingredientes.

Regue a salada e sirva gelada.

Cada porção de 280 g contém 260 calorias.

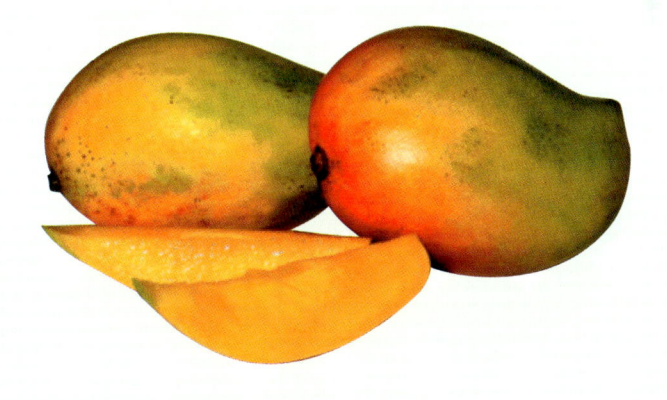

Salada de brotos com tofu

Ingredientes: Salada – 200 g de tofu cortados em cubos; 6 colheres de sopa de *shoyu*; 2 xícaras de tomate cereja cortados ao meio; 1 pé de alface americano; 250 g de broto de feijão cru, 1 xícara de brotos de alfafa.
Molho – 3 colheres de sopa de azeite extravirgem; 3 colheres de sopa de mostarda; 3 colheres de sopa de *shoyu*; 3 colheres de sopa de limão.

Modo de preparo: Em um prato fundo coloque os cubos de tofu e 6 colheres de *shoyu*. Deixe marinar 10 minutos. Numa saladeira, misture todos os ingredientes da salada, acrescentando os cubos de tofu por cima. Em uma vasilha à parte, misture todos os ingredientes do molho. Regue a salada só na hora de servir.

Rendimento: 6 porções (cada porção de 100 g contém 75 calorias).

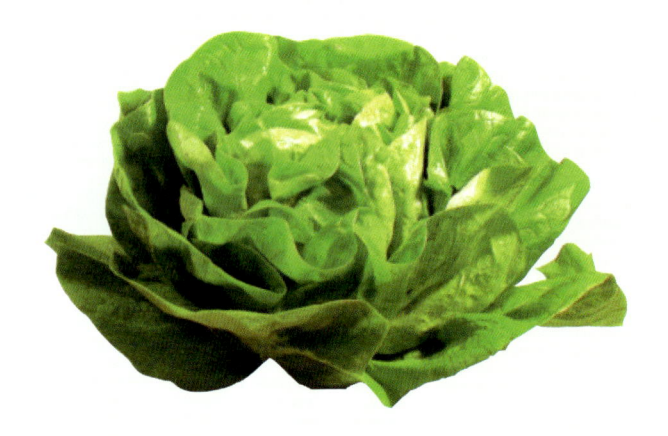

Salada verde com tangerina

Ingredientes: 1 pé de alface; 1/2 molho de rúcula; 1/2 molho de agrião; 10 folhas de hortelã fresca; 4 colheres de sopa de azeite extravirgem; suco de 2 laranjas; suco de 1 limão; 1 colher de sopa de mostarda; 1 tangerina (ou 200 g de manga ou de abacaxi), sal a gosto.

Modo de preparo: Lave e seque bem todas as folhas. Corte-as e disponha-as em uma saladeira.

Para o molho, misture o azeite com o suco de limão, o suco da laranja, mostarda e sal.

Opcional: acrescentar gomos de tangerina picados, sem caroço (ou manga ou abacaxi cortados em cubinhos).

Rendimento: 4 porções (cada porção de 150 g contém 136 calorias).

Salada Waldorf (light)

Ingredientes: 1 xícara de aipo cortado fininho; 1 xícara de maçã fatiada; 1 xícara de abacaxi (120 g) cortado em cubos; 1/2 xícara de iogurte natural desnatado; 3 colheres de sopa de azeite, sal a gosto.

Modo de preparo: Misture as tiras de aipo, a maçã fatiada, o abacaxi em cubos. A seguir, faça o molho batendo o iogurte com o azeite. Regue a salada com este molho.

Rendimento: 2 porções (cada porção de 280 g contém 250 calorias).

Salada de pepino com iogurte

Esta receita aprendi com a amiga Ana Maria.

Ingredientes: 250 g de pepino japonês; 180 ml de iogurte natural desnatado; 1 xícara de folhas de hortelã; 1/2 dente de alho espremido; 2 colheres de sopa de azeite extravirgem; 2 colheres de chá de sal.

Modo de preparo: Fatie os pepinos, com casca, em finas rodelas. Salpique sal e deixe escorrer por 30 minutos, numa peneira ou sobre um pano. Faça um molho batendo rapidamente no liquidificador o iogurte com as folhas de hortelã, azeite e alho. Numa saladeira misture os pepinos com este molho.

Rendimento: 4 porções (cada porção de 100 g contém 58,3 calorias).

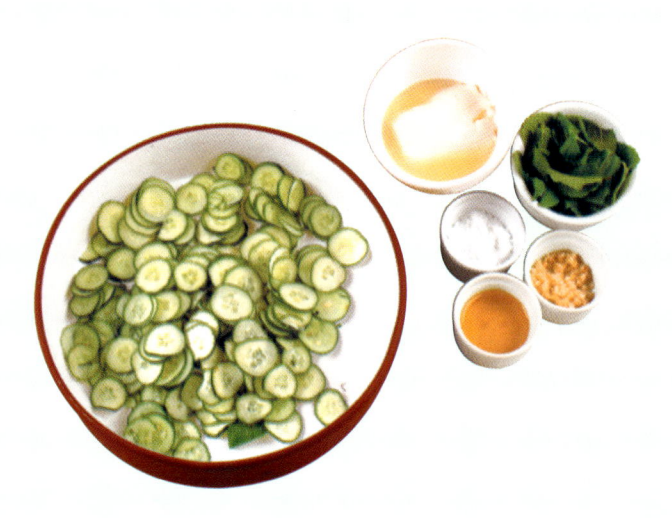

Terrine de tomates frescos

Esta receita aprendi com Paulette Veiga, professora da oficina de culinária funcional promovida pela Clínica João Curvo em parceria com o Instituto Kinder do Brasil, na cozinha da ONG "O Sol", no Rio de Janeiro, em 2005.

Ingredientes: 1 kg de tomates sem pele e sementes, picados em cubinhos; 300 g de queijo ricota; 200 ml de água; 2 colheres de sopa de manjericão fresco picado, pimenta-do-reino a gosto; 1 dente de alho amassado; 2 colheres de sopa de azeite; 24 g de gelatina sem sabor; sal a gosto.

Modo de preparo: Tempere a ricota com 1 colher de manjericão, sal, pimenta e azeite.

Em outra vasilha, tempere os tomates com 1 colher de manjericão, alho, sal e pimenta.

Forre com papel filme umedecido uma forma pirex tipo *terrine*.

Dissolva a gelatina em 100 ml de água quente e acrescente os tomates temperados. Coloque na *terrine* uma camada dessa mistura e leve à geladeira até adquirir uma consistência firme.

Coloque uma camada de ricota e finalize com uma camada de gelatina com tomates. Leve à geladeira e, quando endurecer, desenforme em uma travessa.

Combina bem com rúcula e alface. Pode ser acompanhada com torradinhas.

Rendimento: 10 fatias (cada fatia contém 93 calorias).

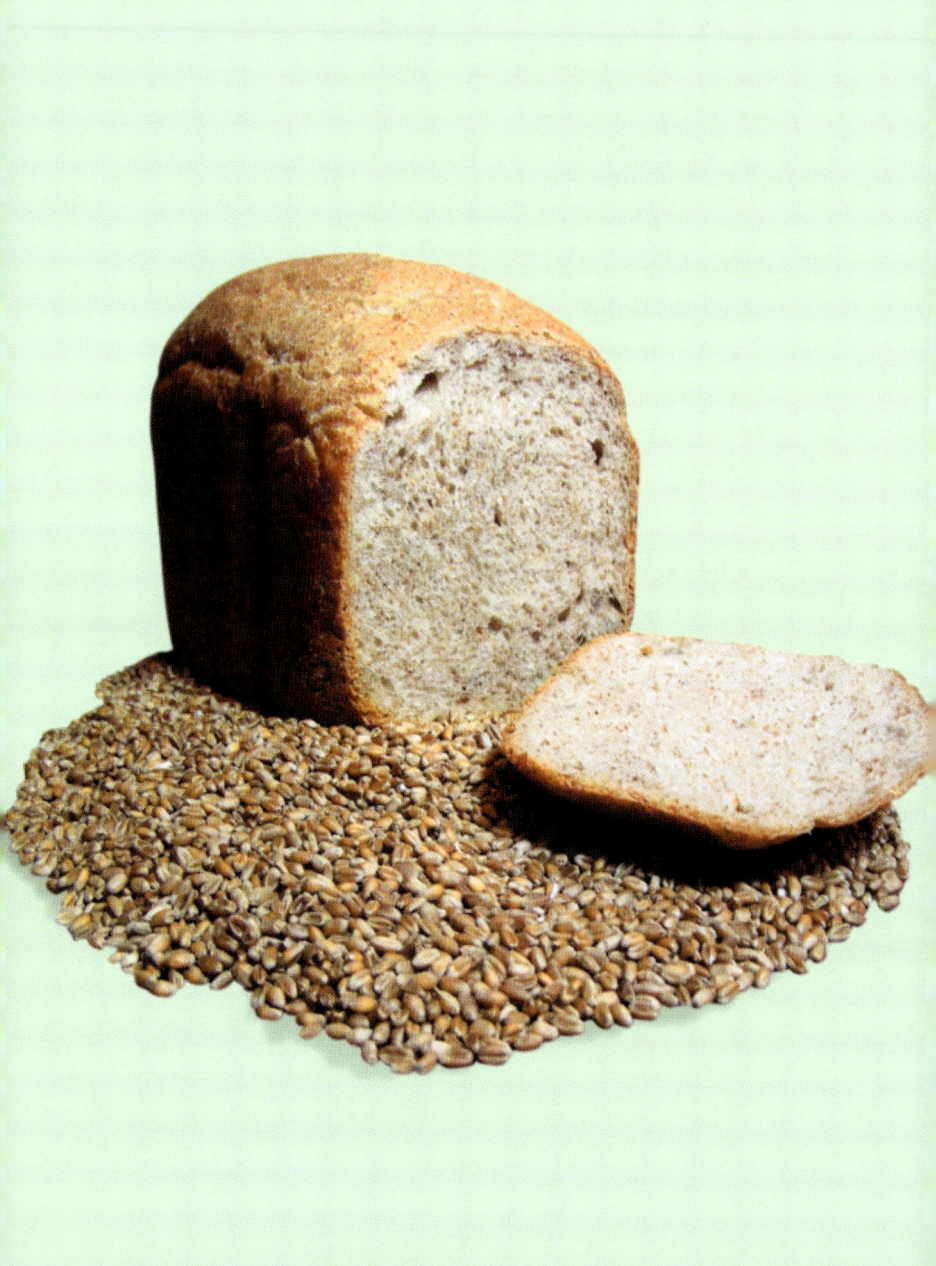

Recheios de sanduíches

Um sanduíche pode ser uma excelente opção para um lanche ou funcionar como substituto saudável de almoços e jantares, em dias corridos. Isso, é claro, sem falar que estamos diante de uma excelente fonte de energia que não aumenta o trabalho digestivo.

O pão fornece a energia dos carboidratos, os recheios dão o suporte proteico ideal, através de vitaminas e minerais, provenientes de legumes e verduras. Alguns tipos de pão possuem características especiais. O integral, por exemplo, é rico em fibras, que diminuem a absorção do colesterol e melhoram as funções intestinais.

Quando for o caso de transportar o seu sanduíche de casa para o trabalho, recomenda-se fazer uma embalagem para o pão, e outra para cada ingrediente, principalmente no caso das pastas. Não deixe que os ingredientes se misturem, para evitar que sofram qualquer tipo de desgaste.

Ricota com espinafre

Ingredientes: 1 xícara de chá de folhas de espinafre; 100 g de ricota fresca; 2 colheres de sopa de iogurte natural desnatado; 1 dente de alho espremido; 1 colher de sopa de óleo de girassol; 2 colheres de sopa de azeite extravirgem; sal a gosto.

Modo de preparo: Refogue o espinafre com o óleo, o alho e o sal. A seguir, bata muito bem o espinafre com a faca. Depois, amasse a ricota, o azeite e o iogurte. Acrescente o espinafre batido, misturando bem. Coloque a quantidade desejada de sal.

Rendimento: 8 colheres de sopa.
Porção de 50 g contém 65 calorias.

Tofu com salmão

Ingredientes: 50 g de filé de salmão; 100 g de tofu fresco; suco de 1 limão; 3 tomates secos; sal a gosto.

Modo de preparo: Pique o salmão bem fininho e misture com os demais ingredientes.

Porção de 50 g contém 72 calorias.

Tofu grelhado

Ingredientes: 300 g de tofu fresco cortado em 6 fatias; 6 colheres de sopa de *shoyu*; 2 colheres de sopa de óleo vegetal.

Modo de preparo: Em uma frigideira preaquecida com o óleo vegetal, com o auxílio de uma espátula ou colher, leve o tofu para grelhar. Acrescente o *shoyu* por cima, diminua o fogo e deixe cozinhar por cinco minutos.

Rendimento: 6 unidades de tofu grelhado têm aproximadamente 65 calorias/cada.

Tofu com tomate seco

Ingredientes: 150 g de tofu fresco; 6 tomates secos picados; 2 dentes de alho picadinhos; 2 colheres de sopa de azeite extravirgem; sal e orégano a gosto.

Modo de preparo: Amasse bem todos os ingredientes. A mistura é excelente para rechear tomate cereja e servir como aperitivo. Também combina com folhas de rúcula quando for preciso inventar um sanduíche diferente.

Rendimento: 8 colheres de sopa.
Porção de 50 g contém 112 calorias.

Guacamole

Ingredientes: 1 abacate grande ou 4 avocados; 1 tomate picado, sem pele e sem sementes; 1 dente de alho socado; suco de 1 limão; 1 colher de sopa de coentro picadinho; 1 pimenta dedo de moça ou 1 pitada de pimenta do reino, azeite extravirgem e sal a gosto.

Modo de preparo: Com um garfo, amasse o abacate com o alho, o limão, o azeite e o sal. Faça um purê. Acrescente os ingredientes picados ao "purê" feito com o abacate. Está pronta a pasta para passar em torradinhas, em folha de endívia formando uma canoinha ou fazer parte de uma salada crua.

Rendimento: 4 porções de 89 calorias.

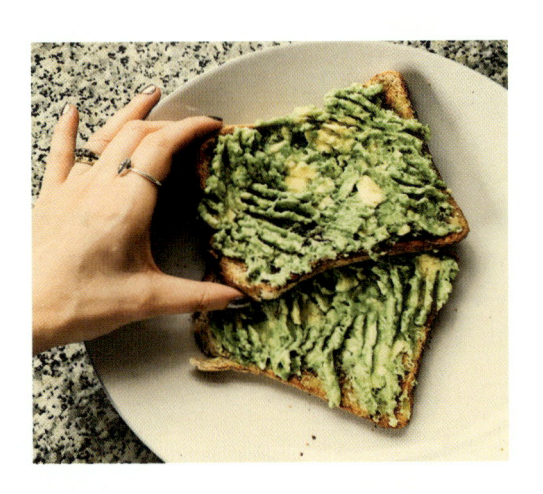

Canoinhas de pão com carne de soja

Ingredientes: 1 bisnaga ou pães franceses; 6 colheres de sopa de carne de soja à bolonhesa; 4 colheres de sopa de queijo de minas padrão ralado.

Modo de preparo: Retire o miolo dos pães e recheie com a carne de soja à bolonhesa (p. 118). Salpique o queijo ralado e leve ao forno para gratinar.

Cada canoinha de 100 g contém 117 calorias.

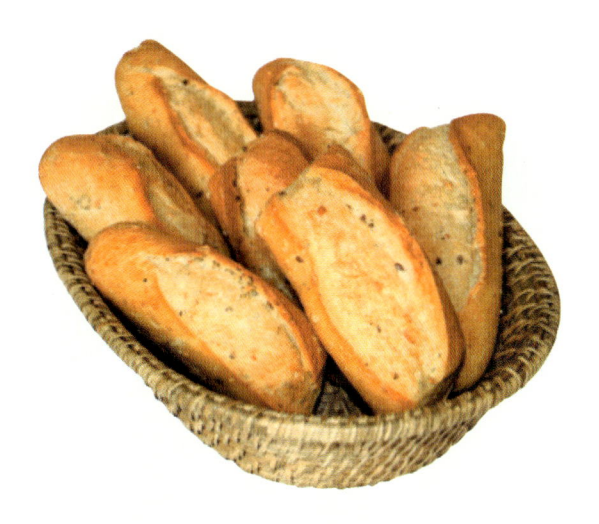

A ALQUIMIA DOS SABORES

Sanduíche de forno com *cream cheese*

Estes recheios aprendi com a chef Antinéa, em curso que ministramos no restaurante Garcia & Rodrigues, no Leblon, em 2001.

Ingredientes: 2 claras de ovo; 4 pães franceses; 100 g de *cream cheese* light; 1 colher de sopa de óleo vegetal; 8 fatias de peito de peru defumado; 1 xícara de chá de alho-poró picado.

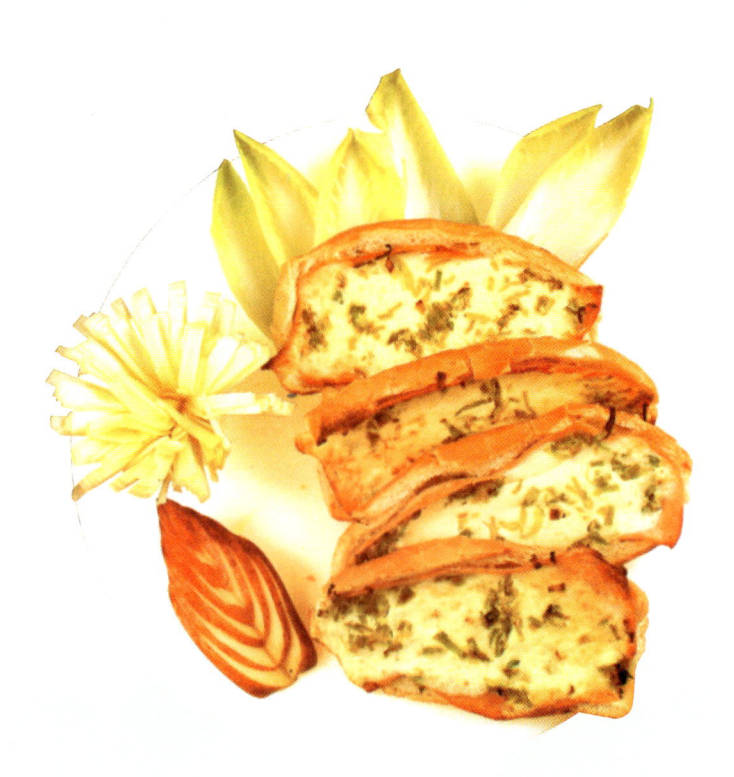

Modo de preparo: Refogue o alho-poró no óleo, mexendo bem até amaciar e reserve.

Bata as claras em neve e misture com o *cream cheese*.

Abra os pães e retire um pouco do miolo. Forre o fundo dos pães com o peito de peru. Espalhe 1 colher de sopa do alho-poró e as claras misturadas ao *cream cheese*.

Leve ao forno para gratinar.

Rendimento: 8 canoinhas
(cada canoinha contém 105 calorias).

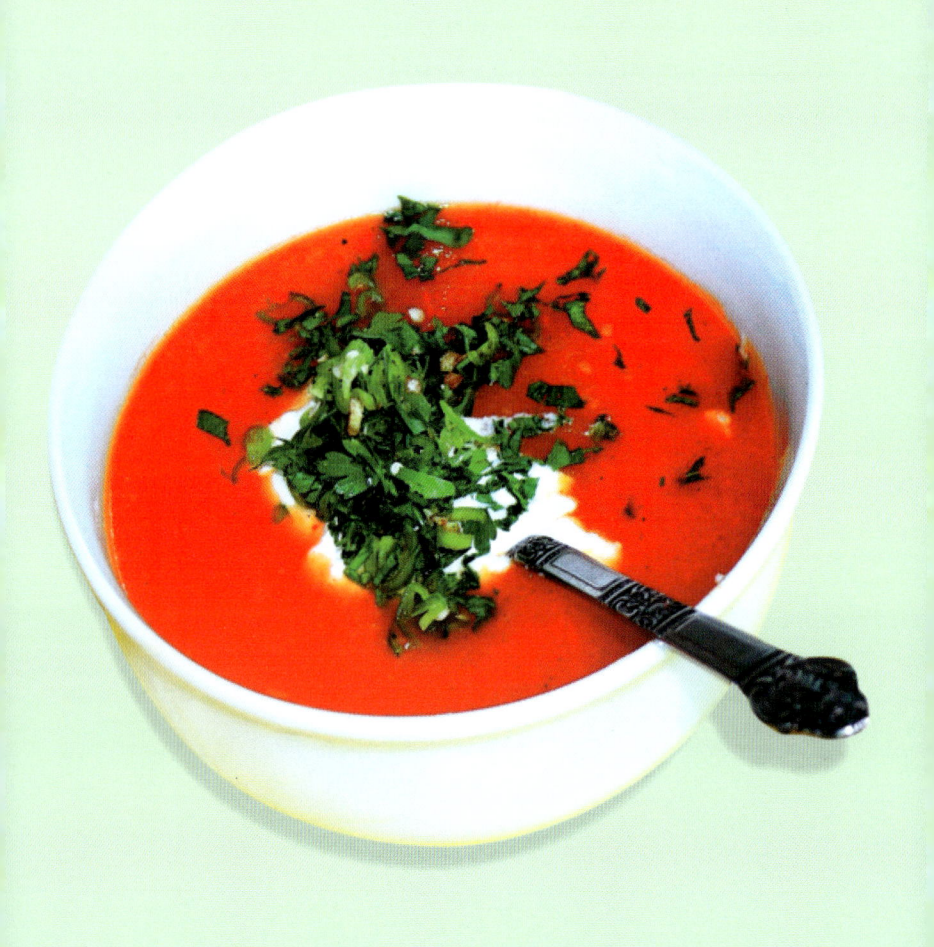

SOPAS

Ideais para o jantar (mas também fazendo bonito no almoço), as sopas podem ser servidas como entrada ou prato principal de uma refeição leve. Em uma dieta de baixa caloria, ajudam a dar, pelo menos nas horas seguintes, uma agradável sensação de saciedade. Em regimes alimentares equilibrados recomenda-se ao menos um prato diário, pois são de fácil digestão, contendo, na maioria das vezes, vitaminas e hidrato de carbono. Para acompanhar, que tal grelhados? As mais substanciosas podem substituir o prato principal e ter como complemento um iogurte. E as de preparo rápido são para quem vive correndo e lutando contra a falta de tempo.

Dicas:
- Para eliminar o excesso de sal em sopas e refogados, acrescente uma batata grande e cortada em pedaços e leve de volta ao fogo. Depois, é só tirar a batata que absorveu o sal.
- Sua sopa ganha em leveza se você colocar na panela algumas folhas de alface; ótimas para reter gorduras.
- Para dar mais sabor à sopa de hortaliças, acrescente um pouco de especiarias.

Canja light

Ingredientes: 1 cebola picada; 2 dentes de alho picados; 1 folha de louro; 8 folhas de hortelã picadas; 1 colher de chá de noz-moscada; 150 g de cenoura ralada; 150 g de chuchu, ralado; 150 g das flores de couve-flor, raladas; 600 g de peito de frango sem a pele; 3 colheres de sopa de óleo vegetal; sal a gosto.

Modo de preparo: Numa panela, aqueça 2 colheres de sopa de óleo vegetal e refogue metade de uma cebola e 1 dente de alho. Acrescente o peito de frango, 1 colher de sopa de sal e 1,5 litro de água fervente. Cozinhe por 20 minutos. Retire os ossos e desfie o peito de frango, reservando o caldo obtido em uma vasilha. Acrescente 1 colher de sopa do óleo vegetal, a metade restante da cebola, 1 dente de alho e refogue o peito de frango desfiado. Adicione o caldo reservado e, quando abrir fervura, acrescente a folha de louro, a noz-moscada, a cenoura e o chuchu, para cozinhar por 15 minutos. No último minuto, acrescente as couves-flores e as folhas de hortelã. Desligue o fogo e sirva quente.

Rendimento: 10 porções de 94 calorias cada.

Caldo verde light

Ingredientes: 1 kg de chuchu; 2 colheres de sopa de óleo; 1 litro de água fervente; 1 dente de alho picado; 1 cebola média picada; 1 prato fundo de couve picada; 50 g de tofu defumado; 4 salsichas de peru ou frango ou soja; 4 colheres de sopa de cheiro-verde picado; sal, pimenta a gosto.

Modo de preparo: Em uma panela preaquecida com o óleo vegetal, doure a cebola e o alho. Acrescente os chuchus cortados em pedaços grandes e refogue-os. Acrescente a água, o sal e o tofu. Cozinhe por 20 minutos. Retire o tofu e bata o restante no liquidificador. Volte à panela com o tofu, e acrescente as salsichas cortadas em rodelas, deixando cozinhar por mais 3 minutos. Acrescente a couve picada e ajuste os temperos. Salpique o cheiro-verde.

Cada 100 ml contém 60 calorias.

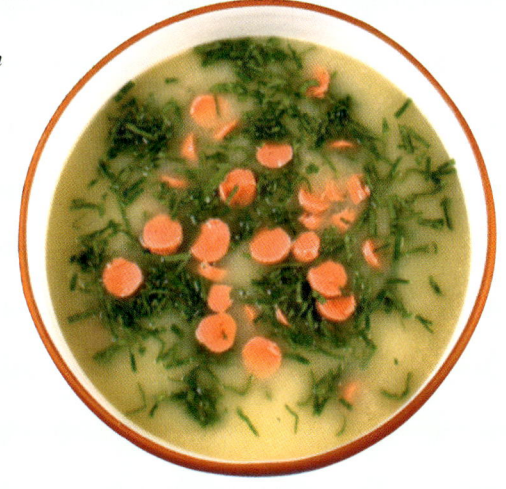

Sopa de abóbora com gengibre e agrião

Ingredientes: 1,5 litro de água fervente; 2 dentes de alho picados; 3 colheres de sopa de cheiro-verde; 1 xícara de folhas de agrião; 1 kg de abóbora descascada e picada; 1 cebola média cortada em oito pedaços; 2 colheres de chá de gengibre ralado (ou noz-moscada); 2 colheres de sopa de óleo vegetal; sal a gosto.

Modo de preparo: Em uma panela preaquecida, com o óleo, refogue a cebola e o alho. Acrescente a abóbora picada e refogue por 1 minuto. Salpique sal a gosto. Adicione a água e deixe cozinhar por 15 a 20 minutos, em fogo brando, em panela tampada.

Bater tudo no liquidificador e voltar ao fogo. Acrescente o gengibre ralado (ou a noz-moscada) e deixe cozinhar mais 3 minutos. Acrescente as folhas de agrião, mexa e salpique o cheiro-verde por cima.

Rendimento: 8 pratos de sopa (cada 100 ml contém 56 calorias).

A culinária funcional

Sopa de abobrinha com kani kama

Esta receita aprendi com os cozinheiros Emerson e Alessandra (Fancy Cookery) nos spas que conduzi no Hotel Le Canton, em Teresópolis.

Ingredientes: 1 kg de abobrinhas; 1 cebola média cortada em 8 pedaços; 1 dente de alho picado; 1 litro de água fervente; 2 colheres de sopa de óleo vegetal; 6 bastões de kani kama; 1 colher de chá de curry; 1 colher de sopa de cheiro-verde; sal a gosto.

Modo de preparo: Em uma panela preaquecida com óleo, doure a cebola picada com o alho. Acrescente as abobrinhas e refogue por 1 minuto. Coloque a água e o sal e cozinhe por 20 minutos. Leve ao liquidificador, bata e volte à panela. Junte o curry, os kani kamas desfiados e o cheiro-verde. Ajuste os temperos e desligue o fogo.

Opcional – se preferir, você pode substituir o kani kama por 2 colheres de sopa de queijo minas padrão ralado, acomodado diretamente no fundo do prato de sopa, e despejar a sopa quente por cima.

Rendimento: 8 pratos de sopa de 100 calorias.

Sopa de cenoura com champignons

Ingredientes: 5 xícaras de água fervente; 1 kg de cenoura; 2 dentes de alho picados; 4 colheres de sopa de óleo vegetal; suco de 1 laranja; 1 cebola média cortada em quatro; 1 xícara de champignons (de preferência frescos) fatiados, sal a gosto.

Modo de preparo: Em uma panela preaquecida com óleo vegetal, refogue meia cebola, 1 alho e as cenouras picadas. Acrescente água, sal e cozinhe por 20 minutos. Leve ao liquidificador, bata e volte com a sopa à panela. Acrescente o suco da laranja.

Em uma frigideira preaquecida com 2 colheres de sopa de óleo vegetal, refogue a outra metade da cebola, 1 dente de alho e os champignons.

Mexa por 3 minutos e adicione à sopa.

Rendimento: 10 pratos de sopa (cada 100 ml contém 101 calorias).

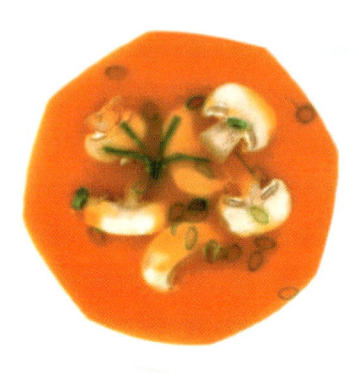

Minestrone de bacalhau

Esta receita e Camarões ao creme de manga aprendi com o chef Alcir Ribeiro, do Hotel Grogotó – do Senac, em Barbacena, em curso que ministramos na padaria Graciliano, em Belo Horizonte, em 2004.

Ingredientes: 2 litros e meio de água; 150 g de feijão-branco; 1 folha de louro; 80 g de bacalhau demolhado e desfiado; 1 cenoura pequena descascada, cortada em cubinhos; 1 chuchu descascado, cortado em cubos; 1 batata-baroa descascada, cortada em cubos; 3 dentes de alho picados; 1 cebola cortada em cubinhos; 1 tomate sem pele e sem sementes, cortado em cubos; 4 colheres de sopa de cheiro-verde picadinho; 2 colheres de sopa de óleo de girassol; sal e pimenta-do-reino a gosto.

Modo de preparo: Em uma panela de pressão, cozinhe o feijão em 1 litro e meio de água, por 45 minutos.

Em outra panela, ferva 1 litro de água e acrescente todos os legumes, iniciando com a cenoura, depois a batata-baroa e por último o chuchu. Adicione um pouco de sal e cozinhe por mais ou menos 15 minutos. Separe a metade dos legumes e bata no liquidificador com a água do cozimento. Reserve este caldo.

Em uma panela preaquecida com óleo, refogue o alho e a cebola, acrescente os legumes cozidos e o bacalhau desfiado. Refogue e acrescente o caldo dos legumes batidos. Acrescente o louro e uma pitada de pimenta. Cozinhe por 5 minutos. Confira o sal, adicione o tomate e depois o feijão. Cozinhe mais 3 minutos. Salpique cheiro-verde.

Rendimento: 8 porções de 92 calorias cada.

Sopa detox de alho-poró

Ingredientes: 2 talos de alho-poró picados; 1 cebola média picada; 2 inhames; 1 abobrinha sem casca e sem sementes; 2 colheres de sopa de azeite; Sal a gosto; 1 litro de água; 1 colher de chá (rasa) de cúrcuma em pó; 2 colheres de sopa de cebolinha picada

Modo de preparo: Doure a cebola no azeite e adicione o alho-poró cortado em rodelas. Refogue. Adicione o inhame e a abobrinha, picados em pedaços grandes. Adicione a água e deixe cozinhar por 20 minutos. Leve tudo ao liquidificador e bata até virar um caldo homogêneo. Volte à panela, acrescente a cúrcuma e ajuste o sal. Cozinhe por mais 3 minutos. Salpique a cebolinha e sirva.

Rendimento: 4 pratos de 80 calorias

Sopa de batata-baroa

Ingredientes: ½ cebola picada; 1 dente de alho espremido ou socado; 1 colher de sopa de azeite; 3 batatas-baroas médias (400 g) picadas; 4 xícaras de chá de água; 1 pitada de noz-moscada ralada; alho-poró (50 g) picados em lâminas finas; 1 colher de sopa de cebolinha picada; sal a gosto

Modo de preparo: Em uma panela preaquecida, coloque o azeite doure o alho e a cebola. Acrescente a batata baroa e refogue mais um pouco. Coloque a cebolinha a água e o sal. Após iniciar fervura, reduza o fogo e deixe cozinhar cerca de 20 minutos. Quando a batata-baroa estiver macia, bata tudo num mixer ou liquidificador. Volte ao fogo, acrescente a noz-moscada e o alho-poró. Caso queira a sopa menos cremosa, acrescente um pouco mais de água e deixe cozinhar por mais 3 minutos para apurar o sabor.

Rendimento: 4 porções de 140 calorias.

Sopa de batata com agrião

Ingredientes: 2 colheres de sopa de óleo vegetal; 1 cebola média picada; ½ talo de alho-poró picado; 400 g de batata inglesa, descascada, cortada em pedaços; 1 molho de agrião, picadinho; 1 pedaço de tofu defumado (20 g); 1 litro de água fervente.

Modo de preparo: Em uma panela com óleo vegetal refogue a cebola e o alho-poró. Acrescente as batatas e o tofu defumado. Refogue mais um pouco. Em seguida acrescente a água fervente. Cozinhe 20 minutos. Com um pilão ou colher, soque as batatas no caldo para que parte delas desmanche na água. Acrescente o agrião picado e deixe ferver mais 5 minutos.

Rendimento: 4 porções de 100 calorias.

A culinária funcional

Sopa de couve-flor com queijo
(opcional: sem lactose)

Ingredientes: 1 cabeça de couve-flor; 1 colher (de sopa) de óleo vegetal; 1 cebola grande (picada); 1 dente de alho (socado ou processado); 4 colheres (de sopa) de um destes queijos: ricota, requeijão light, creme de queijo light, ou queijo minas padrão ralado; Noz-moscada a gosto.

Modo de preparo: Em uma panela aquecida com o óleo vegetal, refogue a cebola e o alho. Adicione a couve-flor com os ramos cortados. Salpique o sal. Acrescente água suficiente para cobrir a couve-flor. Cozinhe por 20 minutos, e em seguida transfira o conteúdo para o liquidificador e acrescente o queijo escolhido. Ajuste os temperos. Salpique a noz-moscada por cima. Caso queira, pode-se dispor em um refratário e levá-lo ao forno, para gratinar. Sirva quente.

Rendimento: 4 porções de 140 calorias.

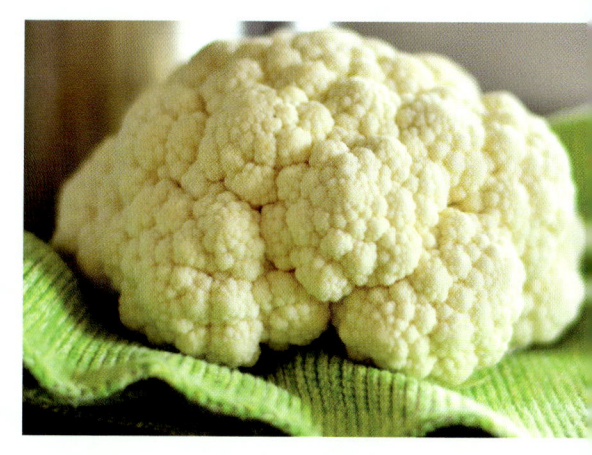

Sopa de frutas

Esta receita aprendi com a chef Elba Ximenes, em curso de culinária que ministramos no restaurante Les Saisons, no Rio de Janeiro, em 1997.

Ingredientes: 2 maçãs descascadas e sem semente; 2 peras descascadas e sem miolo; 2 bananas-prata descascadas; 1 caixa de morangos (350 g); 1 litro de suco de laranja natural; suco de 1 limão; 3 colheres de sopa de mel; 2 colheres de sopa de hortelã picada; 1 colher de chá de gengibre em pó.

Modo de preparo: Fatie 6 morangos e reserve. Misture as demais frutas e bata-as no liquidificador com o mel e o suco de limão. Disponha o creme obtido em pequenas tigelas, deixando ao fundo 3 fatias de morangos. Acrescente o suco de laranja e mexa levemente, para que não se misture totalmente. Salpique uma pitada de gengibre em pó. Leve ao congelador por 1 a 2 horas. Antes de servir, decore cada tigelinha com 3 fatias dos morangos e as folhinhas de hortelã picadas.

Rendimento: 10 porções de 124 calorias.

A culinária funcional

Sopa fria de tomate

Esta receita me foi ensinada por Emerson e Alessandra (Fancy Cookery) em curso que ministramos no Rio de Janeiro e Niterói, em 1997.

Ingredientes: 3 xícaras de suco de tomate; 1 cebola pequena; 1 pepino descascado e sem sementes; 1 pimentão vermelho, pequeno, cortado; 1 dente de alho; 1 colher de chá de açúcar ou adoçante; 100 ml de iogurte natural; $1/2$ colher de chá de cheiro-verde seco e molho de pimenta, a gosto; 3 tomates grandes sem pele e sem sementes.

Modo de preparo: Bata todos os ingredientes (exceto o cheiro-verde seco) no liquidificador ou processador de alimentos, até formar um creme homogêneo. Cubra e leve à geladeira.

Sirva gelada, e decore com uma colher de sopa de iogurte natural e cheiro-verde seco picado.

Rendimento: 3 porções de 104 calorias.

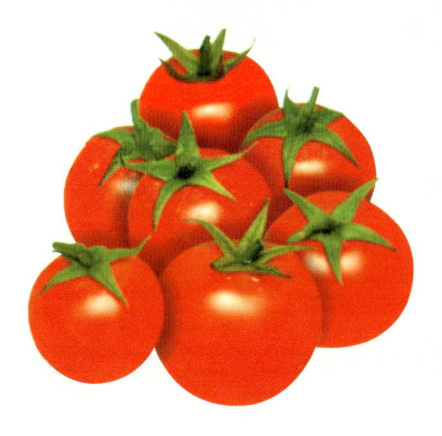

Sopa de inhame e espinafre

Ingredientes: 5 inhames; 1 xícara de chá de espinafre picadinho; 1 cebola média picada; 2 dentes de alho; 1 colher (café) gengibre; sal; tomilho e alecrim; 300 ml de água fervente; 1 colher de óleo vegetal.

Modo de preparo: Refogue a cebola e o alho, acrescente a água, o inhame (sem a casca) e o gengibre. Deixe cozinhar até o inhame ficar bem macio. Amasse o inhame na própria água de cozimento, com auxílio de um garfo ou espremedor de batatas. Acrescente o espinafre, ajuste o sal e ferva por mais 2 minutos, até as folhas amolecerem. Caso queira a sopa menos consistente, acrescente mais um pouco de água. Opcional: acrescentar 2 colheres de sopa de linhaça dourada nos 2 últimos minutos do preparo da sopa.

Rendimento: 5 porções de 130 calorias.

Sopa de quinoa

Ingredientes: 1 colher de sopa de óleo vegetal; 1 cebola picada; 1 dente de alho; 1 tomate sem pele e em sementes, picado; 1 cenoura média, picada; 1 chuchu sem casca, picado; 1 xícara de couve-flor, picada; 1 pitada de cominho; 4 xícaras de água fervente; ½ xícara de quinoa em grãos; 1 colher de sopa de azeite extra virgem; 2 colheres de sopa de cebolinha picada.

Modo de preparo: Em uma panela com o óleo vegetal, refogue a cebola, o alho, a cenoura, o chuchu, a couve-flor e o tomate. Refogue por 2 minutos e acrescente a quinoa e a pitada de cominho. Mexa a panela e acrescente a água fervendo. Cozinhe por 20 minutos em panela tampada. Acrescente a cebolinha e o azeite. Sirva a seguir.

Rendimento: 4 porções de 170 calorias.

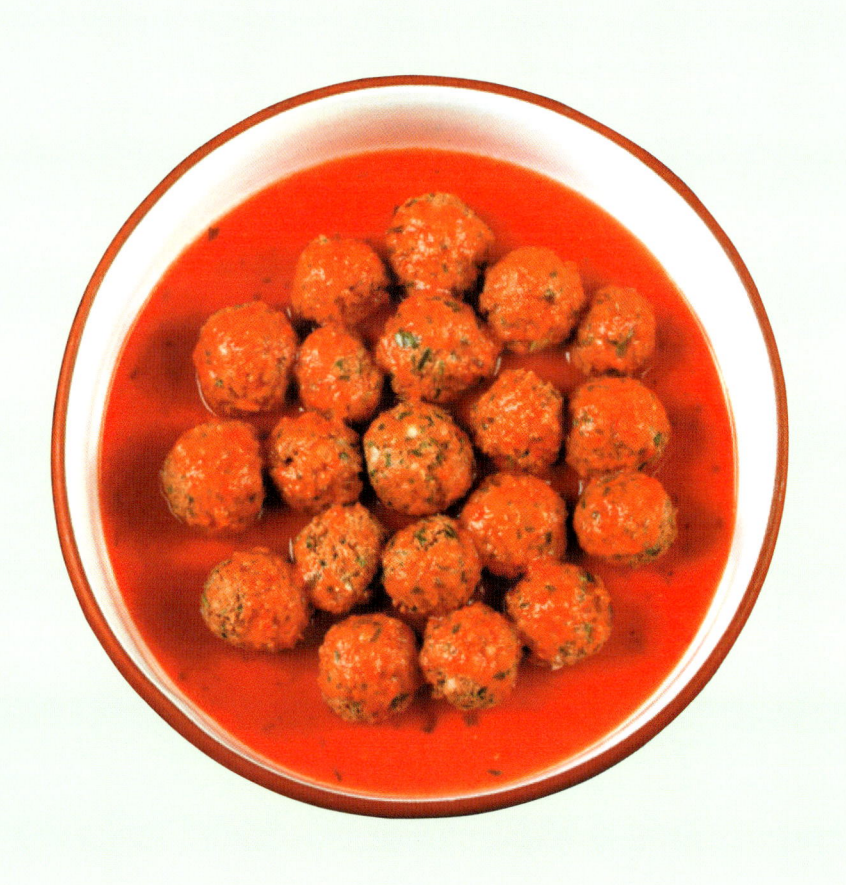

Pratos principais & acompanhamentos

Arroz com *shitake* e pêssego, cestinhas de berinjelas recheadas, camarões ao curry, purê de couve-flor e outras delícias são presenças especiais no sofisticado e prático cardápio da culinária funcional. E para quem não vê a hora de experimentar todas as receitas, é essencial saber que os pratos descritos, se consumidos com frequência, auxiliam, entre muitas outras coisas, na prevenção de doenças degenerativas, aquelas que costumam aparecer à medida que o tempo passa.

Lembre-se que peixes e óleos vegetais são ricos em gorduras que ajudam a conservar a porção do bom colesterol, essencial para o perfeito funcionamento do organismo. Além disso, para conseguir manter uma alimentação saudável, entre outros fatores, recomenda-se reduzir o consumo de carne vermelha e aumentar o de carne branca.

Saiba também que os óleos vegetais (girassol, milho e soja são os mais indicados), por serem excelentes fontes de energia, desempenham um papel essencial para que qualquer receita obtenha a medida exata do equilíbrio entre sabor e saúde.

Filé de peixe ao forno com molho de tomate

Esta receita aprendi com o Ageu, cozinheiro de spa no Hotel Portobello.

Ingredientes: 2 dentes de alho amassados; 300 ml de molho de tomate; 1 colher de sopa de alecrim fresco; 4 colheres de sopa de azeite; 1 colher de chá de óleo vegetal; 500 g de filé de peixe de carne firme (congro-rosa, pargo, badejo, cherne); sal a gosto.

Modo de preparo: Fatie os filés e tempere-os com alho e sal. Acomode-os em uma forma refratária, untada com o óleo. Regue com o molho de tomate, salpique o alecrim e leve ao forno preaquecido por 25 minutos.

Retire do forno, regue cada filé com uma colher de sopa de azeite extravirgem.

Rendimento: 5 porções de 140 calorias.

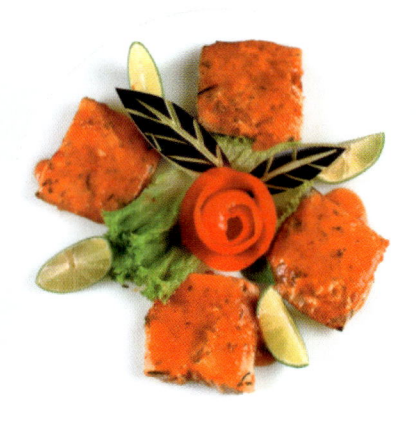

Lombo de atum assado

Ingredientes: 300 g de lombo de atum; ½ xícara de sementes de chia; Sal a gosto; 2 colheres de sopa de azeite.

Modo de preparo: Corte o lombo do atum em 2 pedaços de aproximadamente 150 g. Passe o sal em torno do atum. Espalhe a chia em um prato e passe o atum sobre ela, deixando-o coberto com as sementes. Unte uma forma refratária com azeite e acomode os pedaços de atum cobertos com as sementes de chia, para assar, por 20 a 25 minutos.

Rendimento: 2 porções de 300 calorias/cada

Pode ser acompanhado de salada verde e/ou batatas assadas.

Ceviche

Ingredientes: 300 g de linguado (ou tilápia); 10 limões tahiti; 1 xícara de salsão picado; 1 xícara de alho-poró cortado em rodelas; ½ cebola roxa cortada em lâminas; 4 colheres de sopa de cebolinha picada; 2 pimentas dedo de moça; sal a gosto.

Modo de preparo: Esprema os limões para fazer um suco. Um detalhe importante é espremê-los pouco, sem tirar todo o seu sumo, para que não passe sabor amargo ao ceviche. Misture ao suco de limão com os demais ingredientes. Reserve. Corte o peixe em cubos e misture-os ao molho reservado. Deixe marinar na geladeira por 30 minutos. Está pronto.

Rendimento: 2 porções de 250 calorias

A culinária funcional

Salmão com abacaxi e molho de laranja

Ingredientes: 8 filés de salmão de 50 g; 8 fatias de abacaxi (cortadas um pouco mais finas que o salmão); suco de 1 limão; 1 cebola pequena ralada; 2 dentes de alho espremidos; 8 colheres de chá de *shoyu;* 1 colher de sopa de óleo vegetal; 400 ml de suco de laranja; 1 colher de sopa de maisena; pimenta-do-reino e sal a gosto.

Modo de preparo: Em uma forma refratária, acomode as fatias de abacaxi e acrescente 1 colher de chá de *shoyu* sobre cada uma. Acomode os filés de salmão em cima de cada fatia de abacaxi. Prepare um tempero com o suco de limão, alho, cebola e sal. Acrescente este molho à superfície do salmão (1 colher de sopa em cada filé). Leve ao forno por 15 a 20 minutos.

Para preparar o molho de laranja: Em uma panela preaquecida com o óleo vegetal, doure 50 g de salmão picadinho. Tempere com sal e pimenta-do-reino. Separe um pouco do suco, dilua 1 colher de sopa de maisena e reserve. Leve à panela o restante do suco de laranja e deixe cozinhar com o salmão picadinho, até reduzir à metade. Acrescente a maisena diluída. Mexa para não empelotar.

Para servir, disponha cerca de 1 colher de sopa deste molho sobre cada filé de salmão.

Rendimento: 8 porções de 175 calorias.

Camarões ao creme de manga

Ingredientes: 4 colheres de sopa de óleo vegetal; 3 dentes de alho picadinhos; 1/2 cebola picadinha; 500 g de camarão; 2 mangas cortadas em cubos; 1 xícara de água; 2 folhas de louro; 1 pitada de noz-moscada; 1 pitada de pimenta-do-reino; 1 colher de sobremesa de gengibre ralado; 1 colher de sobremesa de coentro picadinho; sal a gosto.

Modo de preparo: Em uma panela preaquecida com 2 colheres de sopa de óleo, refogue 2 dentes de alho e o camarão. Reserve. Em outra panela, acrescente mais 2 colheres de sopa de óleo vegetal, refogue o outro dente de alho e a cebola e acrescente as mangas. Adicione água e a folha de louro, deixe cozinhar por 10 minutos em fogo baixo. Acrescente o gengibre e a noz-moscada, deixando cozinhar mais 5 minutos. Junte o camarão reservado, misture, salpique o coentro e sirva.

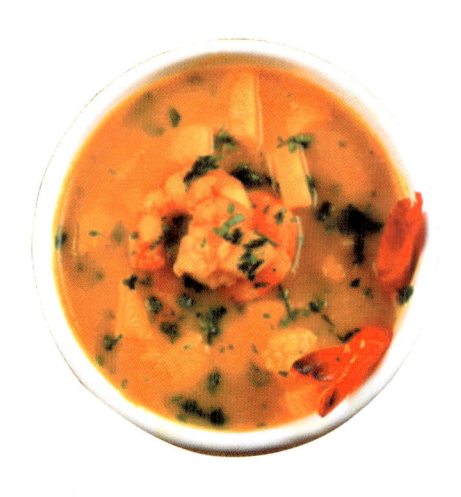

Rendimento: 4 porções de 235 calorias cada.

Camarões ao curry

Ingredientes: 500 g de camarões médios, limpos; 1 cebola picada; 2 tomates picados, sem a pele e sem as sementes; 1 xícara de alho-poró, cortado em rodelas; $1/2$ pimentão vermelho, picado; $1/2$ pimentão amarelo, picado; 2 colheres de sopa de cheiro-verde; 1 colher de sopa de óleo vegetal; 1 colher de chá de curry; sal a gosto.

Modo de preparo: Em uma panela preaquecida com óleo, doure a cebola e o alho-poró. Acrescente os pimentões e os tomates. Junte os camarões e salpique sal. Abafe por mais ou menos 5 minutos. Acrescente o curry e o cheiro-verde e cozinhe mais 1 minuto.

Rendimento: 4 porções de 138 calorias cada.

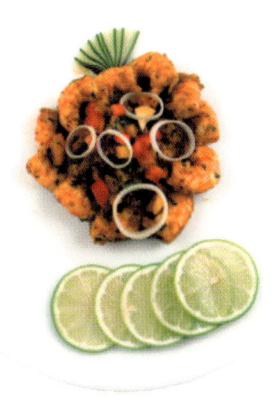

Frango ao curry

Ingredientes: 1 kg de peito de frango cortado em cubos; 2 colheres de sopa de óleo vegetal; 2 tomates, sem pele e sem semente, picados; 1 dente de alho; 1 cebola média; 1 colher de sopa de azeite; 1 folha de louro; 4 colheres de café de curry; 1 xícara de água fria; 1 xícara de água quente; sal e pimenta-do-reino a gosto.

Modo de preparo: Refogue meia cebola com o alho. Junte os tomates e 1 xícara de água fria. Deixe ferver. Junte os peitos de frango cortados, a outra metade da cebola, louro, pimenta, sal e o curry. Cozinhe por 15 minutos em fogo baixo. Acrescente a xícara de água quente e cozinhe mais 15 minutos em fogo brando.

Rendimento: 8 porções de 190 calorias.

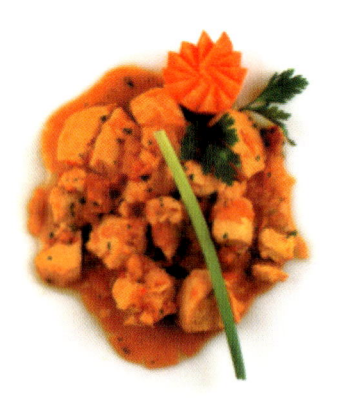

Frango xadrez light

Ingredientes: 500 g de peito de frango sem pele, cortado em cubos; 1 colher de sopa de maisena; 1 colher de sopa de óleo de gergelim torrado; 1 colher de sopa de óleo de vegetal; 1 cebola cortada em cubos; 1/2 pimentão vermelho cortado em quadrados; 200 g de champignon cortado em lâminas; 200 g de broto de feijão; 1 xícara de *shoyu;* 1/2 xícara de molho inglês oriental (*tonkatsu*); 1 colher de chá de sal.

Modo de preparo: Em um tabuleiro, espalhe a maisena e o sal. Empane os cubos de frango. Em uma panela preaquecida, acrescente o óleo de gergelim e o óleo de canola. Adicione os cubos de frango e mexa por 2 minutos em fogo alto. Acrescente 1/2 xícara de shoyu e 1/4 de xícara do tonkatsu e deixe cozinhar em fogo baixo por 5 minutos. Junte a cebola, o pimentão e o champignon e cozinhe por mais 5 minutos. Acrescente os brotos de feijão e o restante do shoyu e tonkatsu e cozinhe por mais 2 minutos.

Rendimento: 5 porções (cada porção de 200 g contém 198 calorias).

Carne de soja à bolonhesa

Ingredientes: 1 xícara de proteína de soja desidratada; 3/4 de xícara de água; 1/4 de xícara de *shoyu*; 4 colheres de sopa de óleo vegetal; 4 tomates maduros, sem pele e sem sementes, picados; 1 cebola picada; 2 dentes de alho picadinhos; 1 colher de chá de açúcar; 2 colheres de sopa de salsa e cebolinha; sal a gosto.

Modo de preparo: Aqueça 2 colheres de sopa de óleo em uma panela e acrescente a proteína de soja desidratada. Mexa por 1 minuto e coloque a água e o *shoyu* para hidratá-la. Retire do fogo e reserve em uma vasilha.

No liquidificador, bata os tomates com 1 colher de chá de açúcar e 2 colheres de chá de sal (bater sem água).

Em outra panela preaquecida com 2 colheres de sopa de óleo vegetal, refogue a cebola e o alho. Junte o suco obtido com os tomates, e cozinhe por 5 minutos em fogo baixo, por fim, junte a carne de soja reservada, salpique a salsa e a cebolinha. Ajuste o sal.

Rendimento: 6 porções de 120 calorias.

Almôndegas de soja

Ingredientes: 1 litro de água quente; 200 g de proteína de soja texturizada; 4 colheres de sopa de cheiro-verde; ¹/4 de cebola picada; 4 colheres de sopa de *shoyu;* 8 colheres de sopa de farinha de rosca; 1 copo de molho de tomate; 4 colheres de sopa de queijo de minas padrão, ralado.

Modo de preparo: Em um recipiente, hidrate a proteína de soja na água quente por 5 minutos. Escorra a água e esprema a proteína de soja com as mãos para retirar o excesso de água. Acrescente as 4 colheres de sopa de *shoyu*, a cebola e o cheiro-verde, e 6 colheres de sopa de farinha de rosca. Molde a massa obtida na forma de almôndegas. Espalhe 2 colheres de sopa de farinha de rosca em um prato e empane as almôndegas.

Unte uma forma refratária com óleo vegetal e disponha as almôndegas para serem assadas por 15 minutos. Para servir, regue-as com molho de tomate caseiro e salpique queijo de minas padrão, ralado.

Rendimento: 40 almôndegas de aproximadamente 38 calorias.

Hambúrguer de soja

Ingredientes: 1 xícara de proteína de soja desidratada (100 g); 2 colheres de sopa de farinha de trigo (30 g); 2 colheres de sopa de cheiro-verde; 3 xícaras de água quente; 6 colheres de sopa de *shoyu*; 1/4 de cebola picada; 1 dente de alho espremido; 1 ovo inteiro; óleo vegetal para untar a frigideira; sal a gosto.

Modo de preparo: Hidrate a proteína de soja com a água quente e o shoyu por 15 minutos. Escorra a água, esprema a proteína de soja e misture-a com a cebola, o alho, o cheiro-verde, a farinha de trigo e o ovo. Amasse com as mãos e molde-os na forma tradicional dos hambúrgueres. Unte a frigideira com óleo vegetal e frite-os, ou então unte uma forma e leve-os ao forno para assar.

Rendimento: 10 hambúrgueres de 50 calorias.

Bobó de *shitake*

Ingredientes: 200 g de *shitake* cortados em lâminas; 1/2 kg de aipim cozido; 2 xícaras de água; 3 dentes de alho; 1 cebola cortada em cubos; 2 colheres de sopa de óleo vegetal; 1 xícara de cheiro-verde cortadinho; 1/2 xícara de molho de tomate (opcional); 2 colheres de sopa de *shoyu*.

Modo de preparo: Limpe o aipim, cozinhe até desmanchar e virar um creme, sempre adicionando água para não ficar muito grosso. Em uma panela preaquecida com óleo vegetal, refogue o alho, a cebola e o *shitake*. Acrescente o aipim cozido. Deixe ferver em fogo moderado, mexendo sempre para não grudar no fundo da panela. Acrescente o *shoyu*, molho de tomate e cheiro-verde e continue mexendo até abrir nova fervura.
Acompanha arroz branco.

Rendimento: 6 porções (cada porção contém 247 calorias).

Shitake na frigideira

Ingredientes: 250 g de *shitake* cortados em tiras; 1 cebola pequena picada; 1 dente de alho espremido; 4 colheres de sopa de *shoyu;* 2 colheres de sopa de óleo vegetal; 1 colher de sopa de ervas a sua escolha; 1 tomate picado sem pele e sem sementes.

Modo de preparo: Numa frigideira, aqueça o óleo vegetal, doure a cebola e o alho. Acrescente o *shitake* e os demais ingredientes. Deixe refogar por 5 a 8 minutos. Servir com arroz, peito de frango, macarrão ou omelete.

Rendimento: 3 porções de 125 calorias.

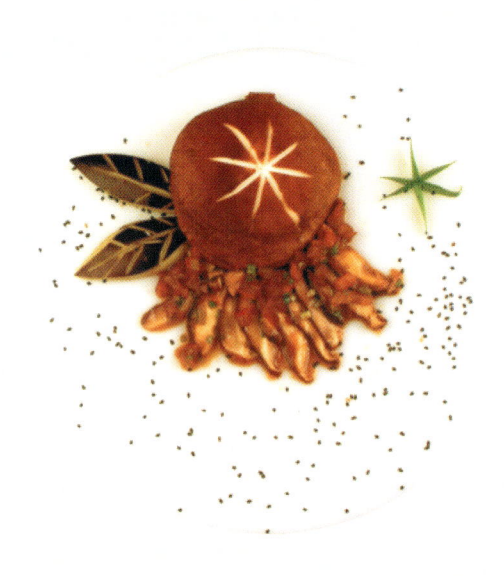

Beterraba *röesti*

Esta receita aprendi com Paula Travassos e Margarida Nogueira em Aventuras na cozinha.

Ingredientes: 400 g de beterraba ralada (ralo grosso); 1/2 xícara de farinha de trigo; 1 colher de sopa de óleo vegetal; sal a gosto.

Modo de preparo: Misture as beterrabas com a farinha de trigo e o sal. Unte a frigideira com 1 colher de óleo e acomode as beterrabas misturadas à farinha, pressionando a sua superfície com uma colher grande ou escumadeira. Deixe em fogo baixo por aproximadamente 5 minutos. Com o auxílio de um prato, vire para tostar o outro lado.

Rendimento: 12 porções de 40 calorias.

A ALQUIMIA DOS SABORES

Macarrão transparente com *shimeji* e tofu

Ingredientes: 250 g de macarrão transparente (de arroz); 2 litros e meio de água (para cozinhar o macarrão); 200 g de tofu fresco, cortado em cubos. *Molho* – 2 tomates sem semente, cortados em cubos; 1/2 pimentão amarelo cortado em cubos; 3 dentes de alho picados; 1/2 cebola picada; 100 g de *shimeji*; 1 xícara do molho *tonkatsu*; 1/2 xícara de água; 7 colheres de *shoyu*; 4 talos de nirá; 2 colheres de sopa de óleo vegetal.

Modo de preparo: Cozinhe o macarrão por 6 a 8 minutos. Escorra-o e leve-o a uma travessa.

Molho: Em uma panela preaquecida com óleo, doure o alho, junte a cebola, o pimentão e os cogumelos (*shimeji*). Acrescente o *tonkatsu* e a água para cozinhar por 3 minutos. Junte o nirá e os tomates e ferva mais 5 minutos em fogo baixo. Acrescente o *shoyu* (3 colheres) e regue o macarrão.

Prepare a receita de tofu grelhado (p.87) e disponha-o sobre o macarrão.

Rendimento: 4 porções de aproximadamente 380 calorias.

A culinária funcional

Tomate assado recheado com arroz selvagem

Esta receita e Berinjelas com tomates ao forno aprendi com as chefs Margarida Nogueira e Paula Travassos, em curso de culinária que ministramos no restaurante Garcia & Rodrigues, no Leblon, Rio de Janeiro.

Ingredientes: 4 tomates médios; pimenta-do-reino; gotas de tabasco (opcional); 1 colher de chá de alho picado. *Recheio* – 1 colher de sopa de óleo vegetal; 1/4 de xícara de cebola picada; 1 colher de sopa de pimentão amarelo picado; 1 tomate picado; 1 xícara de arroz selvagem cozido; 1 colher de sopa de salsa picadinha; pimenta-do-reino; 2 colheres de sopa de farinha de pão; 1/4 de xícara de caldo de vegetais ou de frango; sal a gosto.

Modo de preparo: Corte os 4 tomates ao meio, retire a polpa e reserve. Depois salpique sal na parte interna dos mesmos. Após 15 minutos, emborque-os sobre um pano para que escorra bem. Numa frigideira preaquecida com óleo vegetal, doure a cebola e o pimentão. Acrescente o tomate picado e deixe cozinhar por dois minutos. Misture o arroz, recheie os tomates com esta mistura sem esquecer de acrescentar um pouco de alho picado e uma gota de tabasco. Unte um tabuleiro com um pouco de óleo.

Arrumar os tomates no tabuleiro, polvilhar cada um com a farinha de pão, despeje o caldo no fundo do tabuleiro e levar ao forno para assar por aproximadamente 25 a 30 minutos, ou até que estejam dourados por cima e a pele do tomate cozida.

Rendimento: 8 porções (8 metades de tomate) de 50 calorias cada.

Arroz de açafrão

Ingredientes: 1 colher de chá de açafrão; 2 colheres de sopa de óleo vegetal; 1 e 1/2 xícara de arroz; 1/4 de cebola ralada; 1 dente de alho espremido; 3 xícaras de água fervente; 1 e 1/2 colher de chá de sal.

Modo de preparo: Misture o açafrão com 2 colheres de água quente. Reserve.

Em uma panela preaquecida com óleo vegetal, refogue a cebola, o alho e o arroz.

Junte o açafrão e 3 xícaras de água. Ferva. Abaixe o fogo, tampe a panela e cozinhe até o arroz ficar pronto.

Este arroz acompanha bem frango ao curry e fica bem com amêndoas torradas, uvas passas ou damasco seco.

Rendimento: 4 porções de 100 g de 175 calorias cada.

Arroz com *shitake* e pêssego

Ingredientes: 2 colheres de sopa de óleo vegetal; 1 dente de alho picadinho; 1/2 cebola cortada em cubos; 200 g de *shitake* cortado em lâminas; 2 pêssegos descascados e cortados em cubos; 3 colheres de sopa de *tonkatsu;* 2 colheres de sopa de cebolinha picada; 4 xícaras de arroz integral já cozido; sal a gosto.

Modo de preparo: Em uma panela preaquecida com 2 colheres de sopa de óleo, refogue o alho e a cebola e acrescente os *shitakes* e os pêssegos. Adicione o *tonkatsu* e ajuste o sal. Cozinhe por 5 minutos. Acrescente então o arroz e a cebolinha.

Rendimento: 10 porções de aproximadamente 140 calorias.

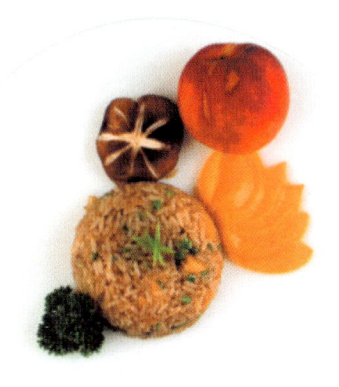

Berinjelas com tomates ao forno

Ingredientes: 250 g de berinjelas; 250 g de tomates; 2 colheres de sopa de sal grosso; pimenta-do-reino a gosto; 30 g de farinha de rosca; 1 dente de alho picadinho; 3 colheres de sopa de azeite extravirgem; salsa, cebolinha, manjericão e/ou orégano, a gosto; sal a gosto.

Modo de preparo: Lave e corte as berinjelas em rodelas; salpique com sal grosso e deixe dessorar em um pano de prato por 20 minutos; passado este tempo, lave e seque as berinjelas.
Corte os tomates em rodelas e reserve.
Unte uma forma refratária com um pouco de óleo e disponha as berinjelas e os tomates alternadamente. Regue com o azeite.
Misture a farinha de rosca com o sal, alho, pimenta-do-reino e ervas, polvilhe sobre os tomates. Leve ao forno médio, preaquecido, por 20 a 30 minutos.

Rendimento: 6 porções de aproximadamente 77 calorias.

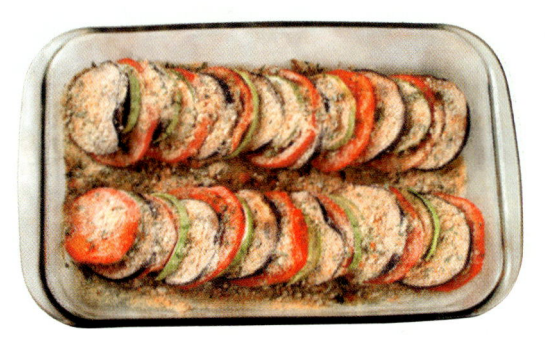

Rolinhos de berinjela

Ingredientes: 4 berinjelas; 1 colher de sopa de óleo vegetal; orégano e manjericão secos; pimenta-do-reino; $1/4$ de caixa de *cream cheese* de ervas; 100 g de ricota fresca; 100 g de tomate seco.

Modo de preparo: Fatie as berinjelas, com casca, no sentido do comprimento. Unte o tabuleiro com óleo e coloque uma camada de berinjela. Salpique sal, pimenta-do-reino, orégano e manjericão. Sobreponha outra camada, temperando do mesmo modo. Leve ao forno a 180 graus por 15 minutos.

Recheie cada fatia de berinjela com 1 colher de chá de *cream cheese*, 1 colher de chá de ricota e um pedaço de tomate seco, e enrole-os.

Pode ser servido frio em uma saladeira com folhas de alface. Combina bem com molho de iogurte com mostarda.

Cada rolinho contém aproximadamente 94 calorias.

Rolinhos de berinjela ao forno

Outra boa opção é preparar os rolinhos ao forno. Siga a receita anterior, e disponha tudo em uma forma refratária untada com óleo vegetal.

Regue os rolinhos com molho de tomate e polvilhe por cima queijo de minas padrão ralado e orégano. Leve ao forno para gratinar.

Cada porção de 100 g contém 100 calorias.

Cestinhas de berinjelas recheadas

Ingredientes: 2 berinjelas de tamanho médio; 6 colheres de sopa de queijo de minas padrão, ralado; 1 colher de chá de orégano seco; 2 colheres de sopa de cheiro-verde; salsa e cebolinha picados; 1 dente de alho amassado; 8 colheres de sopa de molho de tomate; sal a gosto.

Modo de preparo: Lave as berinjelas, retire as suas extremidades e fatie na largura de mais ou menos três dedos. Escave-as, salpique sal, coloque em um tabuleiro e leve ao forno (preaquecido) por 10 minutos. Para recheá-las, misture o queijo de minas ralado (ou ricota) com o cheiro-verde e orégano.

Acrescente uma colher de sopa do molho de tomate e volte ao forno por 5 minutos.

Outra opção é recheá-las com carne de soja à bolonhesa (p. 118) e salpicar por cima 1 colher de sopa de queijo de minas ralado. Levar ao forno para gratinar.

Cada porção contém 186 calorias.

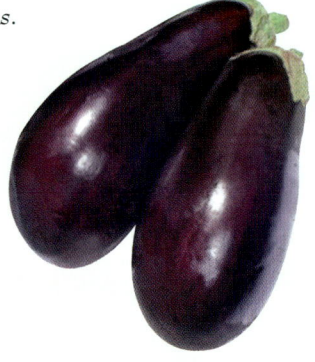

Bolo de chuchu

Esta receita aprendi com Ângela Alvarenga, em curso de culinária, em Belo Horizonte.

Ingredientes: 2 colheres de sopa de farinha de trigo; 2 colheres de sopa de salsa; 2 colheres de sopa de cebolinha; 2 chuchus; 2 ovos; 1 cebola; 1 xícara de miolo de pão molhado no leite; 4 colheres de sopa de queijo de minas padrão ralado; 1 colher de sopa de óleo vegetal para untar a forma refratária; 1 colher de café de sal.

Modo de preparo: Cozinhar 2 chuchus. Bater no liquidificador os 2 ovos com a cebola, o miolo de pão molhado com leite, a farinha de trigo, sal, salsa, cebolinha e o queijo ralado.
Despejar em uma forma refratária untada. Salpicar em cima queijo ralado.
Assar durante mais ou menos 20 minutos a 180 graus.

Rendimento: 10 porções de 70 calorias cada.

Purê de couve-flor

Ingredientes: 1 kg de couve-flor; 2 litros de água fervente; 200 g de queijo de minas padrão ralado; sal a gosto.

Modo de preparo: Cozinhe a couve-flor em água fervente com sal por 20 minutos. Escorra a água e bata a couve-flor no liquidificador (importante: bata sem nenhuma água, senão fica na consistência de creme ou sopa). Volte ao fogo e acrescente o queijo de minas ralado. Ajuste o sal e sirva quente.

Rendimento: 10 porções de 75 calorias.

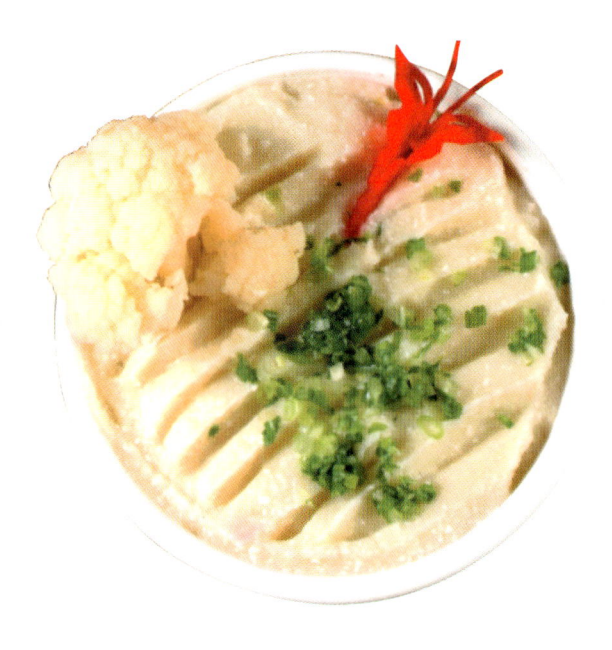

Couscous marroquino

Ingredientes: 1 xícara de *couscous* marroquino; 1 xícara de água fervente; 1/2 tomate picado; 1/4 de cebola picada; 2 colheres de sopa de azeite extravirgem; 2 colheres de sopa de cheiro-verde picado; 1/2 pimentão amarelo cortado em quadradinhos; sal a gosto.

Modo de preparo: Ferva 1 xícara de água com sal e acrescente o *couscous*. Tampe a panela e aguarde 5 minutos. Regue com azeite, acrescente os demais ingredientes.

Ideal para ser acompanhado com camarão ensopado, frango ensopado, carne ensopada ou ensopado de legumes.

Cada porção de 100 g contém 198 calorias.

Crepioca simples

Ingredientes: 1 ovo inteiro; 1 clara de ovo (sem a gema); 2 colheres de sopa da tapioca, 1 pitada de sal; 1 colher de chá de azeite.

Modo de preparo: Misture as 2 claras e 1 gema, com a tapioca e o sal, mexendo-os com garfo. Unte uma frigideira preaquecida com o azeite e coloque a massa por cima. Deixe firmar e vire-a para dourar o outro lado.

Rendimento: 1 porção de 220 calorias

Panquecas

Ingredientes: 3/4 de xícara de farinha de trigo integral; 1 xícara de leite desnatado; 1 ovo; 1 colher de sopa de óleo vegetal; sal a gosto.

Modo de preparo: Bata todos os ingredientes no liquidificador para a massa ficar homogênea. Leve a uma tigela e verifique a textura; se a massa estiver muito grossa acrescente mais leite. Em uma frigideira pincelada com o óleo, despeje a massa na quantidade suficiente para cobrir o fundo.
Sugestão de recheio: carne de soja à bolonhesa (ver p. 118).

Cada panqueca contém 112 calorias.

Panquecas coloridas

Massa vermelha: acrescente 1 colher de sopa de beterraba ralada na hora de bater a massa no liquidificador.

Massa verde: inclua cerca de 15 a 20 folhas de espinafre escaldado em água fervente, nos ingredientes a serem batidos no liquidificador.

Cada panqueca contém 114 calorias.

Quiche de queijos – *Low Carb*

Ingredientes: 1 cebola; ½ xícara de alho-poró fatiado; sal a gosto; 1 colher de sopa de azeite; 4 ovos; 200 g de queijo cottage; 2 colheres de sopa de requeijão; 50 g de queijo parmesão ralado; 1 colher de sopa de salsinha picada; 1 colher de sopa de cebolinha picada.

Modo de preparo: Em uma panela ou frigideira, refogar a cebola e o alho-poró. Ajuste o sal. Reserve. Em outra vasilha, misture os ovos com o cottage, o requeijão e o parmesão. Mexa com um garfo, misturando bem. Acrescente nesta mistura o refogado reservado. Adicione a salsa e a cebolinha. Leve esta mistura a uma forma refratária para assar em forno preaquecido, por 30 minutos.

Rendimento: 4 porções de 182 calorias.

Ratatouille
(Cozido vegetariano à francesa)

Ingredientes: 150 g de abobrinha; 150 g de berinjela; 50 g de cebola; 80 g de pimentão verde; 400 g de tomate; 2 dentes de alho amassados; 1 ramo de tomilho; 1 folha de louro; pimenta-do-reino; 2 colheres de sopa de óleo vegetal; 2 colheres de sopa de azeite extravirgem; sal a gosto.

Modo de preparo: Lavar abobrinhas e berinjelas; cortá-las ao meio, longitudinalmente, e depois em fatias de 1/2 cm de espessura; reservar.

Descasque e corte as cebolas em rodelas finas; reserve.

Corte o pimentão sem sementes, em tirinhas. Reserve.

Lave os tomates sem sementes, cortando-os em cubos, e reserve.

Numa frigideira grande, aqueça 1 colher de sopa do óleo e doure as cebolas, alho e o pimentão; tempere com sal e pimenta, e reserve.

Aqueça a outra colher de sopa do óleo e doure as berinjelas, abobrinhas e tomates; tempere com sal e pimenta, e leve-os para o prato refratário, juntar aos demais ingredientes; junte o ramo de tomilho e a folha de louro, cubra com papel-alumínio.

Leve ao forno por 30 minutos. Regue com azeite extravirgem. Este prato pode ser servido quente ou frio.

Cada porção de 100 g contém 96 calorias.

Peixe ensopado com leite de coco e açafrão

Ingredientes: 1 colher de chá de óleo de coco; 200 g de filé de namorado (ou badejo, robalo, congro-rosa); suco de 1 limão, 1 unidade de alho-poró cortado em finas fatias "em rodelas" e partido ao meio (formando meia-lua); 1 colher de chá de açafrão da terra (outra opção: caso não tenha ou não goste do açafrão; substitua-o por colorau na mesma quantidade); 1 colher de sopa de coentro fresco picadinho; 50 ml de leite de coco.

Modo de preparo: Disponha os filés em uma vasilha e regue cada filé com 1 colher de sopa de caldo limão. Salpique sal por cima de cada filé. Reserve, deixando-os marinar por uma hora.

Em outra panela, esquente o óleo de coco e refogue o alho-poró. Quando começar a dourar, adicione o açafrão (ou colorau), o coentro e o leite de coco. Ajuste o sal, se necessário. Reserve.

Enquanto isso, em outra panela, cozinhe por 5 minutos, em pouca água os filés de peixe. Retire-os da água e acomode-os na forma que irá servir. Por cima dos filés, despeje o molho reservado feito com leite de coco, alho-poró, açafrão ou colorau, coentro e sal.

Rendimento: 2 porções de 210 calorias.

Moqueca capixaba de peixe com banana-da-terra

Ingredientes: 4 postas grandes de peixe (robalo, namorado, badejo); 2 dentes de alho; 1 pimenta malagueta; suco de 1 limão; 6 colheres de sopa de azeite; 2 cebolas médias; 4 tomates maduros picados (sem pele e sem sementes); 1 banana-da-terra (grande) cortada em rodelas (mais ou menos 2 dedos de largura); 1 colher de chá de colorau; 2 colheres de sopa de cebolinha picada; 2 colheres de sopa de coentro (pode ser substituído pela salsinha); sal a gosto.

Modo de preparo: Amasse bem o alho com a pimenta para fazer uma pasta. Passe esta pasta sobre as postas de peixe. Acrescente o caldo de limão em cada posta de peixe. Salpique um pouco de sal e deixe descansar por 30-60 minutos. Em uma panela (de preferência de barro) preaquecida, acrescente 4 colheres de sopa de azeite, 1 cebola picada e 2 tomates picados. Salpique o colorau e uma pitada de sal. Este refogado vai servir de "cama" para o peixe. Acomode as postas de peixe e as rodelas de banana por cima. Acrescente o restante da cebola e tomates picados. Salpique sal e regue com o azeite restante. Cozinhe por uns 30 minutos em fogo médio.

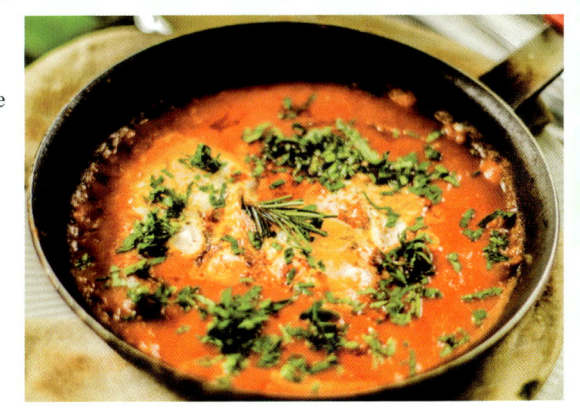

Caso comece a grudar no fundo, sacuda um pouco a panela, em vez de mexer com colher (para evitar que o peixe desmanche). Ao final do cozimento, salpique a cebolinha e o coentro (ou salsinha).

Rendimento: 4 porções de 255 calorias.

A culinária funcional

Moqueca vegana de banana-da-terra

Ingredientes: 3 bananas-da-terra maduras; 4 colheres (sopa) de azeite de oliva; suco de 2 limões; 2 cebolas cortadas em rodelas; 2 dentes de alho socados; 4 tomates picados; 3 pimentões sem sementes cortados em rodelas (1 pimentão verde, 1 vermelho e 1 amarelo); 1 xícara (chá) de leite de coco; 2 colheres de sopa de salsinha; 2 colheres de sopa de cebolinha; 1 colher de sopa de coentro; 1 pimenta malagueta ou dedo de moça (opcional); 1 colher de sopa de azeite de dendê (opcional).

Modo de preparo: Corte as 3 bananas ao meio em tiras compridas (ou seja, cada banana dividida em 4 pedaços) formando o total de 12 fatias. Tempere-as com o suco de um limão, sal e alho. Reserve. Em uma panela preaquecida, refogue metade das cebolas, 2 tomates picados e os pimentões no azeite de oliva com uma pitada de sal. Adicione a banana-da-terra (enfileirando na panela, como se fossem postas de peixe). Acrescente por cima o restante das cebolas e tomates. Adicione o coentro e leite de coco. Deixe cozinhar por 15 minutos e procure não mexer para que as bananas não "desmanchem". Finalize com azeite de dendê por cima (opcional: em vez do dendê, 1 risco de azeite de oliva).

Rendimento: 4 porções de 270 calorias.

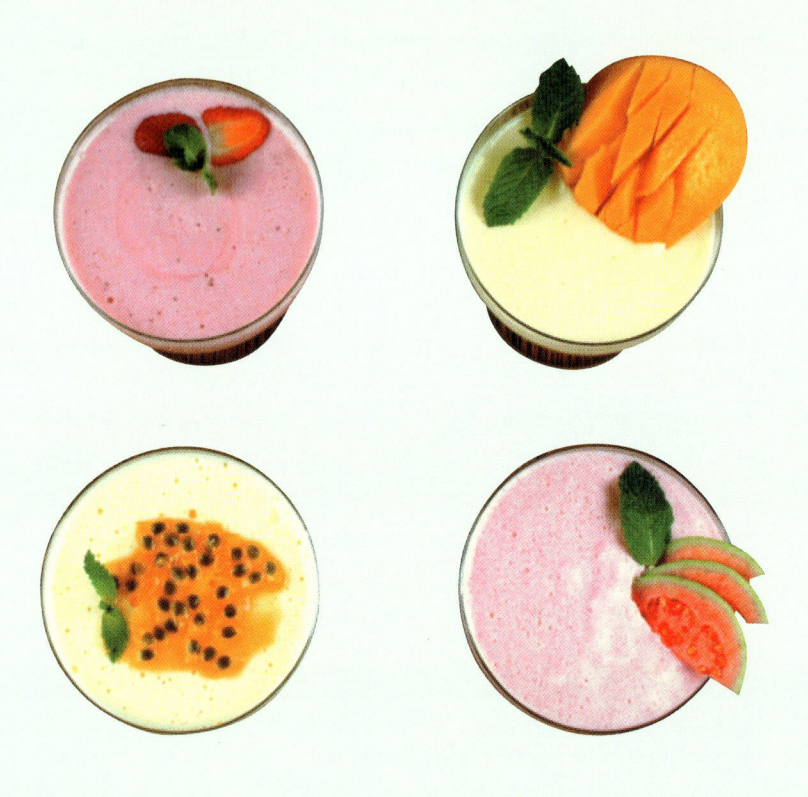

DOCES & SOBREMESAS

Desde crianças, estabelecemos com os doces uma relação de puro prazer. Nossa memória guarda cheiros, gostos e aromas que ficarão conosco para sempre. Por este motivo, as sobremesas sempre são as convidadas de honra de qualquer refeição. E o destaque é mais que merecido. Afinal, elas costumam encarar sem medo qualquer tipo de companhia, estão sempre em alta pela variedade de sabores, são práticas, fáceis de servir e nunca saem da moda. Além disso, ajudam a dar por encerrado o gosto do tempero dos pratos principais, e, como não podia deixar de ser, provocam uma agradável sensação de prazer e relaxamento.

Coulis de ameixa

O coulis é um purê quase líquido à base de frutas ou legumes. Os de frutas funcionam perfeitamente como decoração de fundo de sobremesas, aumentando ainda mais o apelo visual dos pratos.

Ingredientes: 300 g de ameixa preta sem caroço; 4 xícaras de água fervente; 1 bastão de canela.

Modo de preparo: Em uma panela com 4 xícaras de água fervente, cozinhe as ameixas com canela por 20 minutos. Retire a canela e bata as ameixas no liquidificador, acrescentando aos poucos a água que sobrou do cozimento, até adquirir a consistência homogênea de uma pasta, que chamamos de *coulis*.

Cada colher de sopa contém 22 calorias.

Coulis de damasco

Ingredientes: 300 g de damasco seco; 4 xícaras de água fervente; 1 colher de sopa de açúcar (ou o equivalente em adoçante).

Modo de preparo: Em uma panela com 4 xícaras de água fervente, cozinhe os damascos por 20 minutos. Quando os damascos são doces, não há necessidade do açúcar. Após o cozimento, bata-os no liquidificador até obter uma pasta homogênea.

Cada colher de sopa da geleia adoçada com açúcar contém 18 calorias. Quando adoçada com adoçante artificial contém 15 calorias.

Coulis de morango

Ingredientes: 2 xícaras de morangos picados; $1/4$ de xícara de água; 2 colheres de chá de suco de limão; 1 colher de sopa de açúcar dietético.

Modo de preparo: Bater todos os ingredientes no liquidificador.

Cada colher de sopa contém 12 calorias.

Coulis de kiwi

Ingredientes: 2 kiwis; 4 colheres de sopa de água; 2 colheres de sopa de açúcar (ou açúcar dietético).

Modo de preparo: Bater todos os ingredientes no liquidificador.

Cada colher de sopa contém 30 calorias quando preparada com açúcar.

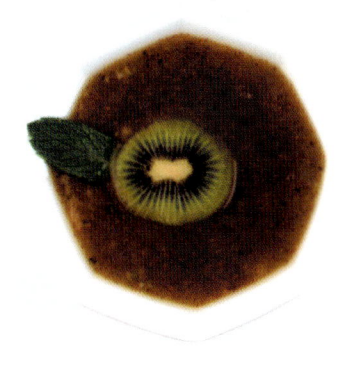

Terrine de cítricos

Esta receita aprendi com as chefs Margarida Nogueira e Paula Travassos em curso de culinária light que ministramos no restaurante Garcia & Rodrigues, em 2001 e 2002.

Ingredientes: 2 laranjas; 1 *grapefruit* (ou tangerina); 6 colheres de sopa de açúcar (ou o equivalente em adoçante); 12 g de gelatina em pó sem sabor.

Modo de preparo: Descasque as laranjas e o *grapefruit* (ou tangerina), separe os gomos e remova os caroços.

Em 1 xícara (250 ml) de água quente, dissolva a gelatina e o açúcar. Espere abrir fervura e acrescente 1 xícara de água fria. Reserve.

Forre uma *terrine* com papel filme preenchendo-a com os gomos de laranja, do *grapefruit* (ou tangerina) alternadamente. Regue com a gelatina reservada e leve à geladeira por no mínimo 6 horas.

Desenforme a *terrine*, retirando o papel filme.

Sugestão: Fatiá-la servindo com duas colheres de sopa de *coulis* de kiwi ou de morango, decore com uma folhinha de hortelã.

Rendimento: 10 porções (cada porção de 100 g contém 24 calorias, se preparado com adoçante).

A culinária funcional

Bolo de abobrinha

Esta receita aprendi com Paulette Veiga, professora de ensino da oficina de culinária funcional promovida pela Clínica João Curvo em parceria com o Instituto Kinder do Brasil, na cozinha da ONG "O Sol", no Rio de Janeiro, em 2005 e 2006.

Ingredientes: 2 xícaras de farinha de trigo; 2 xícaras de açúcar mascavo ou 1/2 xícara de açúcar magro; 2 xícaras de abobrinhas raladas; 1/2 xícara de óleo de canola; 3 claras e 2 gemas de ovos; 1 colher de chá de baunilha; 1 colher de chá de canela em pó; 1 colher de chá de gengibre em pó; 1 colher de chá de fermento em pó, passas, nozes, frutas secas, a gosto.

Modo de preparo: Misture a farinha, o açúcar, canela, gengibre, fermento e as frutas secas em uma tigela. Misture o óleo, os ovos e abobrinha em outra vasilha, fazendo uma mistura homogênea. Aos poucos, adicione os ingredientes secos na mistura do óleo com os ovos. Unte uma forma redonda com buraco no meio e polvilhe com farinha de trigo. Asse por 40 minutos em forno a 180 graus.

Obs: Este é um bolo inspirado na torta La Befana, tradicional italiana que se serve no Natal.

Rendimento: 12 fatias (cada fatia contém 302 calorias).

Panacota de frutas

Esta receita também aprendi com o chef de cozinha Alcir Ribeiro, do Hotel Grogotó – do Senac, em Barbacena, em curso que ministramos na padaria Graciliano, em Belo Horizonte, em 2004.

Ingredientes: 2 copos de iogurte natural desnatado; 3 colheres de sopa de melancia picada; 3 colheres de sopa de melão picado em cubinhos; 3 colheres de sopa de manga picada em cubinhos; 3 colheres de sopa de pera picada em cubinhos; 24 g (envelopes) de gelatina sem sabor; 1 copo de água; 9 colheres de sopa de mel; 1 colher de chá de gengibre ralado; 1 pitada de pimenta-do-reino; 10 folhas de hortelã.

Modo de preparo: Levar a gelatina com a água, em banho-maria, para derreter. Bater no liquidificador o iogurte com a melancia e a gelatina. Reservar. Fazer uma calda misturando as 9 colheres de mel com o gengibre ralado, a canela e a pimenta-do-reino. Colocar esta calda no fundo de uma forma, acrescentar o iogurte batido e o restante das frutas. Levar à geladeira. Para decorar, pique as folhas de hortelã e salpique sobre a sobremesa antes de servir.

Rendimento: 9 porções (*cada porção de 100 g contém aproximadamente 60 calorias*).

Delícia de banana

Esta receita foi Lídia, minha irmã, que me ensinou.

Ingredientes: 6 bananas d'água, bem maduras; 2 xícaras e meia de água quente; 500 ml de leite desnatado; 2 colheres de sopa de maisena; 3 claras de ovo batidas em neve; 6 colheres de sopa de açúcar; 6 dentes de cravo; 3 colheres de sopa de cacau ou chocolate.

Modo de preparo: Em uma panela com a água quente, cozinhe as bananas com o cravo, cerca de 10 minutos, mexendo de vez em quando, até desmancharem. Reserve.

Faça um creme com o leite, o cacau (ou chocolate) e a maisena. Reserve.

Bata as claras em neve e acrescente o açúcar.

Em uma forma refratária, disponha ao fundo as bananas cozidas, e por cima o creme de chocolate e as claras batidas. Leve ao forno preaquecido para dourar. Leve à geladeira e sirva gelado.

Cada porção contém 101 calorias.

Mousse light de fruta

Ingredientes: 1 xícara de suco de fruta (de preferência: goiaba, manga, morango, maracujá); 1 xícara de leite em pó desnatado; 2 colheres de sopa de "açúcar magro" ou equivalente em adoçante; 1 xícara de água quente; 1 envelope de gelatina incolor, sem sabor; 180 ml de iogurte natural integral; 2 claras batidas em neve.

Modo de preparo: Em um recipiente, misture o suco da fruta com o leite em pó, o açúcar ou adoçante e o iogurte. Mexa.

Em outro recipiente, dissolva a gelatina em uma xícara de água quente. Espere esfriar um pouco.

Bata as claras em neve e acrescente-as aos outros ingredientes (suco + adoçante + leite em pó + iogurte). Por último, acrescente a gelatina dissolvida. Mexa suavemente e leve à geladeira até adquirir a consistência firme.

Rendimento: 12 porções de aproximadamente 118 calorias.

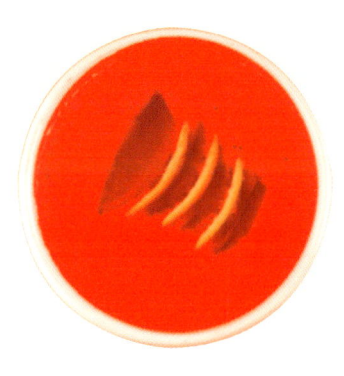

Mousse de ameixas

Ingredientes: 1/2 xícara de água; 200 g de ameixas pretas sem caroço; 8 colheres de açúcar ou equivalente em adoçante; 3 folhas de gelatina incolor, sem sabor; 180 ml de iogurte integral; 1/2 litro de leite quente; 3 claras batidas em neve.

Modo de preparo: Em uma panela com 1/2 xícara de água, junte as ameixas e deixe-as ferver até ficarem bem macias.
Dissolva a gelatina em 1/2 xícara de leite quente.
No liquidificador, bata as ameixas com o açúcar, a gelatina dissolvida no leite e o iogurte. Reserve este creme.
Bata as claras em neve e acrescente a elas o creme reservado. Mexa bem, distribua em taças e leve-as ao refrigerador para gelar.

Rendimento: 10 porções de 140 calorias cada.

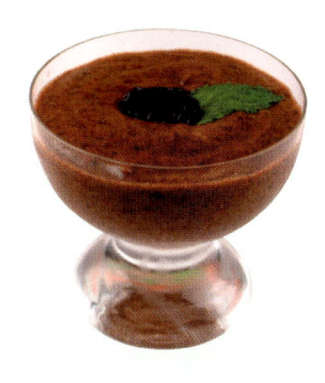

Maçã do amor diet

Ingredientes: 4 maçãs (tipo Fuji ou Gala); 500 ml de água; 2 envelopes de gelatina light de morango.

Modo de preparo: Descascar as maçãs, mantendo sua forma original e os cabinhos. Ferver a água, dissolver a gelatina e cozinhar as maçãs por 20 minutos.

Rendimento: 4 porções de aproximadamente 75 calorias.

Neste mesmo processo, pode ser feita uma sobremesa semelhante à "pera ao vinho", cozinhando 4 peras descascadas em 1 litro de água com 2 pacotes de gelatina sabor de uva, diluídos.

Rendimento: 4 porções de aproximadamente 80 calorias.

A culinária funcional

Salada de frutas assadas

Ingredientes: 1 maçã descascada e cortada em cubos; 1 pera descascada e cortada em cubos; 1 abacaxi descascado e cortado em cubos; 1 manga descascada e cortada em cubos; 2 xícaras de morangos partidos ao meio; 10 damascos secos cortados em tiras; $1/2$ xícara de água; canela em bastão, à vontade.

Modo de preparo: Bata no liquidificador $1/4$ do abacaxi com água, fazendo um suco que servirá de calda. Disponha as demais frutas e os bastões de canela em uma forma refratária. Regue com o suco. Cubra a forma com papel-alumínio. Leve ao forno por 30 minutos.

Rendimento: 10 porções de aproximadamente 93 calorias.

Abacaxi ao forno
(Com *coulis* de frutas)

Ingredientes: 8 rodelas de abacaxi; $1/3$ de xícara de suco de abacaxi ou laranja; 4 folhinhas de hortelã; 1 xícara de *coulis* de fruta (pp. 144 e145).

Modo de preparo: Aquecer o forno a 200 graus.
Em uma forma refratária, dispor as fatias de abacaxi.
Numa vasilha, misturar o suco, o açúcar; regar as fatias de abacaxi com essa mistura.
Levar ao forno regando, de vez em quando, com a calda, deixando assar por uns 25 minutos ou até que o abacaxi esteja macio e que a calda tenha reduzido bem.
Para servir, colocar no prato uma porção do *coulis* dispondo, por cima, duas rodelas de abacaxi.

Rendimento: 8 rodelas de 55 calorias cada.

A culinária funcional

Morangos ao vinagre balsâmico

Esta receita foi apresentada por Margarida Nogueira e Paula Travassos, em curso que ministramos no restaurante Garcia & Rodrigues, no Leblon, e na Florense, da Barra da Tijuca, em 2001.

Ingredientes: 350 g de morangos; 6 colheres de sopa de açúcar; 2 colheres de sopa de "açúcar magro"; 1 colher de sopa de vinagre balsâmico; 1 pitada de pimenta-do-reino; 4 pitadas de canela em pó; 2 colheres de sopa de nozes picadas; folhas de hortelã (para decorar).

Modo de preparo: Lavar os morangos e cortá-los ao meio. Em um recipiente, misture o açúcar ou adoçante, o vinagre balsâmico e a pitada de pimenta. Junte os morangos e deixe marinar por 30 minutos.

Adicione as nozes picadas, misture e sirva decorando o prato com 1 folha de hortelã.

Rendimento: 5 porções de 105 calorias (com açúcar).

Morangos assados com chocolate amargo

Ingredientes: 200 g de morangos limpos (sem o cálice), cortados em fatias finas (lâminas); 40 g de chocolate (em barra ou 2 quadradinhos de 20 g cada) ralado com mais de 50% de cacau; 1 colher de café de canela em pó.

Modo de preparo: Para duas sobremesas individuais, acomode os morangos em 2 pratos de sobremesas. Rale o chocolate e salpique-o sobre os morangos. Salpique canela. Leve ao micro-ondas por 1 minuto ou a um forno elétrico por 5 minutos.

Rendimento: 2 porções de 145 calorias.

Pera cozida no suco de uva orgânico e canela

Ingredientes: 4 peras descascadas (mantenha o cabo – é decorativo); suco de uva orgânico em quantidade suficiente para cobri-las; canela em pau (em torno de 10 cm).

Modo de preparo: Em uma panela coloque as peras, o suco de uva e a canela. Deixe cozinhar cerca de 20 minutos, com a panela tampada para manter a essência nas peras. Pode guardá-las na geladeira com a calda do cozimento.

Rendimento: 4 porções de 110 calorias.

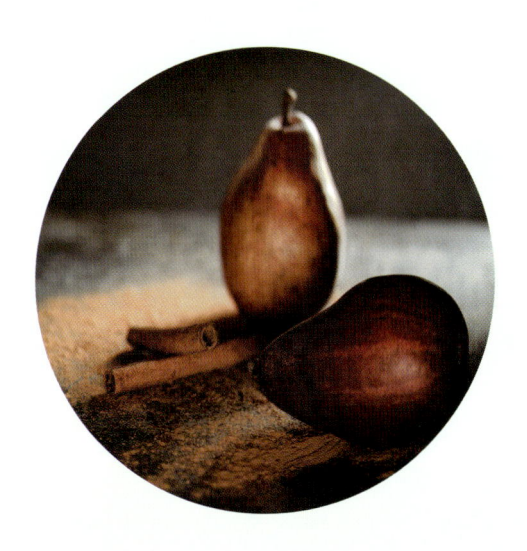

Crepioca de banana

Ingredientes: 1 ovo inteiro; 2 colheres de sopa de tapioca; 2 bananas (uma amassada e outra cortada em rodelas); canela em pó; 1 colher de chá de óleo de coco (ou azeite).

Modo de preparo: Em uma vasilha, misture o ovo com a tapioca, a banana amassada e uma pitada de canela, mexendo até formar uma massa. Unte uma frigideira não aderente com o óleo de coco (ou azeite). Despeje a massa na frigideira e, assim que ela firmar, vire-a. Enquanto doura o outro lado, acrescente a banana em rodelas e salpique canela. Dobre a crepioca ao meio, para servi-la na forma de meia-lua.

Rendimento: 1 porção de 290 calorias.

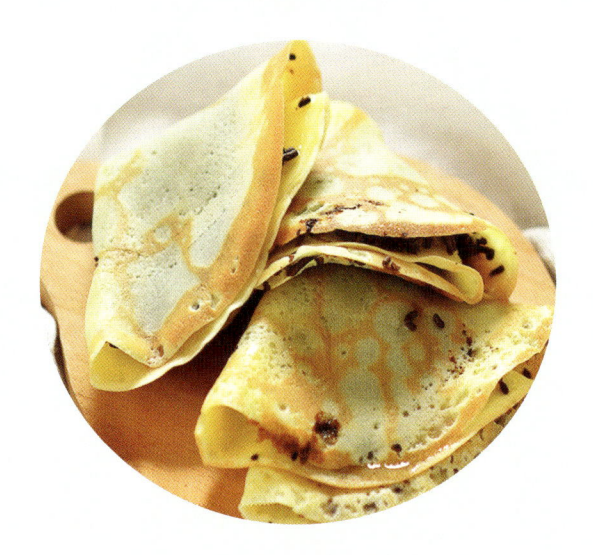

Smoothie de frutas vermelhas (amora, framboesa e morango)

Ingredientes: 100 g de amora congelada; 100 g de framboesa congelada e 100 g de morango congelado, sem o cabo e sem a parte branca junto ao cálice; 200 ml de iogurte natural desnatado; 1 xícara de gelo.

Modo de preparo: Bater todos os ingredientes em um liquidificador e servir em copo longo.

Rendimento: 1 porção de 220 calorias.

Smoothie de banana com morango e iogurte

Opcional: pode substituir o iogurte por leite de arroz ou de amêndoas.

Ingredientes: 1 banana congelada cortada em rodelas; 100 g de morangos congelados, limpos, sem os cabinhos e sem as partes mais brancas próximas ao cálice; 200 ml de iogurte natural desnatado; 1 xícara de gelo.

Modo de preparo: Leve todos os ingredientes ao liquidificador e bata-os. Está pronto seu milk-shake saudável.

Rendimento: 1 porção de 200 calorias.

Docinho de tâmara com castanhas-de-caju

Ingredientes: 6 tâmaras sem caroço; 3 colheres de sopa de castanha-de-caju tostada, sem sal; 1 colher de sopa de cacau em pó; ½ xícara de coco ralado.

Modo de preparo: Deixe as tâmaras de molho por 1 hora; para amaciarem e darem liga ao doce. Escorra a água. Em um processador; bata as castanhas; com as tâmaras hidratadas e o cacau em pó. Com a massa obtida faça bolinhas como se fosse brigadeiro. Em um prato; espalhe o coco ralado. Passe os docinhos sobre o coco ralado. Está pronto!

Rendimento: 10 docinhos de 37 calorias por unidade.

A culinária funcional

RELAÇÃO ADOÇANTE X AÇÚCAR

Adoçante	Equivalente
Aspartame pó: 1g (1 envelope)	2 col. de chá de açúcar
Aspartame líquido: (5 gotas)	1 col. de chá de açúcar
Sacarina e ciclamato líquido: (4 gotas)	1 col. de chá de açúcar
Sacarina e ciclamato granular (para cozinhar): 1 col. de sopa	1 col. de sopa de açúcar
Stévia: 1 col. de sopa	10 col. de sopa de açúcar
Sucralose pó: 1 envelope	2 col. de chá de açúcar
Sucralose líquido: (3 gotas)	1 col. de chá de açúcar
Frutose: 1/2 col. de sopa	1 col. de sopa de açúcar
Açúcar magro: 1 colher de sopa	3 col. de sopa de açúcar

CHÁS TERAPÊUTICOS

Chá de Amora: Para os calores do Climatério – Usar 1 colher (de chá) de folhas secas da amoreira para 1 xícara de água fervente. Juntar as folhas de amora e a água fervida e deixar repousar por 10 minutos.

Chá de Orégano: Para reduzir formação de gases digestivos e evitar candidíase vaginal – Preparar com 1 colher de café do orégano seco em 1 xícara de água fervente. Beber morno após as refeições.

Chá de Espinheira Santa: Para tratar gastrite – Para prepará-lo, ferva 500 ml de água e acrescente 1 colher de sopa da erva seca. Abafe e coe.

Chá de Hortelã: Para evitar giárdia e ameba – principalmente após as refeições em que houver salada crua. Pode ser preparado com a erva seca (1 colher de chá) ou com as folhas frescas maceradas (5 folhas) em uma xícara de água fervente.

Chá de Cavalinha: Para reduzir anseio por doce e retenção de líquidos (inchaços) – Para prepará-lo, ferver 500 ml de água e acrescentar a erva seca no final. Ferva por 1 minuto, abafe a panela e depois coe.

Chá de Raiz de Lotus: Para Eliminar catarros e muco respiratório – Para prepará-lo, ferva 500 ml de água com 2 lâminas da raiz.

Chá de Casca de Romã: Para aliviar tosse e dor de garganta: Para prepará-lo, ferva 1 xícara de água e acrescente a casca de uma romã (sem as sementes). Ferva por 1 minuto. Desligue o fogo a acrescente 1 pitada de sal. Coe. Este chá não é para ser bebido, é para ser usado em gargarejo, quando estiver morno.

Chá de Anis Estrelado com canela: Para melhorar imunidade, e como afrodisíaco: Para prepará-lo, ferva 500 ml de água, com 3 a 5 estrelinhas do anis e 1 pedaço de canela em pau.

8 - Sete dias de uma dieta funcional

O excesso de peso corporal e a obesidade, além de fazer mal para a autoestima, precipitam doenças, atrapalham a liberdade e encurtam a vida. Hipertensão arterial, acidentes vasculares, resistência à insulina e diabetes são precipitados pela obesidade.

Para saber se estamos acima do peso, existem várias fórmulas e métodos, e o mais fiel é a avaliação da composição corporal que define o percentual de gordura dentro do peso total aferido na balança. Para avaliar quanto de gordura temos em nosso corpo, são utilizados, mais amiúde, métodos de bioimpedância ou de aferição de determinadas dobras cutâneas, que inseridos numa fórmula dos pesquisadores Jackson e Pollock, dão um valor aproximado da realidade. O percentual ideal de gordura varia com o sexo e com a idade.

> **PERCENTUAL DE GORDURA IDEAL:**
>
> **Para as mulheres**
> Entre 17 e 27 anos, o ideal é estar entre 15-22%.
> Dos 27 aos 50 anos, o ideal é estar entre 20-27%.
> A partir dos 50 anos, 25-32%.
>
> **Para os homens**
> Entre 17 e 27 anos, o ideal é estar entre 9-15%.
> Dos 27 aos 50 anos, o ideal é estar entre 14-20%.
> A partir dos 50 anos, 19-25%.

O Índice de Massa Corporal (IMC) constitui num outro método, bem mais simples, porém mais sujeito a erros de interpretação. Como este método só considera o peso em relação à altura, os atletas que têm uma massa muscular mais desenvolvida e, consequentemente, mais pesada, acabam sendo classificados equivocadamente como obesos ou pré-obesos. Sendo assim, o IMC é uma relação simples entre o peso e a altura, válida para a maioria da população e não válida para atletas. O cálculo do IMC é feito a partir do peso (expresso em quilogramas) dividido pela altura (expressa em metros), elevada ao quadrado.

> IMC = PESO (EM QUILOGRAMAS)
> ALTURA X ALTURA (EM METROS)
>
> O IMC ideal é entre 18 e 25.
> O IMC abaixo de 18 corresponde a uma situação de magreza.
> O IMC entre 25 e 30 é indicador de pré-obesidade.
> O IMC acima de 30 é indicador de obesidade.
>
> Exemplo de cálculo de IMC em uma pessoa com 75 kg e 1,70 m de altura:
> IMC= 75 / 1,70 x 1,7677 = 25,9, o que indica que esta pessoa ultrapassou o seu limite ideal e encontra-se na pré-obesidade.

Os números e tabelas nos ajudam a aferir o nosso corpo, mas nem sempre devemos perseguir exatamente os limites indicados pelos métodos matemáticos. Alguém que, por exemplo, foi geneticamente programado para ser obeso dificilmente permanecerá de forma confortável nas tabelas ideais de avaliação antropométrica. Muitas vezes quando o peso atinge os valores numéricos considerados ideais, seu rosto mostra-se desvitalizado e a sua aparência torna-se abatida. Pessoas predestinadas a serem obesas devem lutar contra esta sentença, sem, contudo, buscarem ser magras. Podem ser "cheinhas" ou "cheinhos", "gordinhas ou gordinhos", "fofinhas ou fofinhos", plenos de graça, força e saúde, com o colesterol, a glicose e a pressão arterial dentro dos limites ideais. Não devemos almejar ter um corpo para o qual não fomos geneticamente dotados. Devemos perseguir um equilíbrio entre a forma, o viço, a vitalidade. Por isso, muitas vezes, a melhor performance de alguém cuja genética levou à obesidade acontece em um IMC de pré-obeso. É assim que pessoas que medem, por exemplo, 1,70, e facilmente mantêm o peso de 100 quilos, ficariam bem emagrecendo 15 a 20 quilos, e muitas vezes ficariam com uma péssima aparência se emagrecessem 30 quilos e viessem a pesar 70 quilos. Pessoas que pela natureza foram programadas com grandes chances de desenvolver a obesidade, mas que se mantêm com um IMC de pré-obesidade, podem ser saudáveis e devem estar sempre atentas em relação à pressão arterial, seus exames de sangue, à alimentação e aos exercícios físicos.

ROTEIRO ALIMENTAR
DE UMA DIETA FUNCIONAL

O café da manhã:

Procure beber um copo de água ao acordar. A água em jejum ajuda na eliminação de toxinas devido ao seu efeito diurético e também gastrocólico, que é aquele que ocorre quando ela ao chegar ao estômago vazio desencadeia um reflexo na musculatura dos intestinos, estimulando o trânsito de fezes em direção ao reto. A água, desestagnante que é, também ajuda na eliminação de pigarros e secreções que acumulamos no trato respiratório.

Para um café da manhã leve e nutritivo, sugiro que se tenha:
- Uma fruta ou uma xícara de salada de frutas.
- Uma fonte de cereal (pão integral, biscoitos integrais, aveia, granola...).
- Uma fonte de cálcio (iogurte, coalhada, queijos).

A fruta contribui de forma nutritiva e antioxidante, através de suas vitaminas e minerais.

Os cereais fornecem energia, facilitam o trânsito intestinal, evitam câncer e contribuem para o equilíbrio do colesterol.

Os alimentos ricos em cálcio são essenciais para a integridade estrutural óssea e para a resistência muscular. Iogurte, coalhada e leite fermentado, contribuem com seus lactobacilos para a boa integridade da flora intestinal, para o funcionamento regular dos intestinos, e também estimulam a imunidade. Queijos magros como ricota, *cottage*, *cream cheese* light, queijo de minas do tipo frescal, e leite de soja também estão entre as excelentes fontes de cálcio.

Lanche da manhã:

As hipoglicemias, ou seja, as quedas de glicose no sangue, antes de nos fazerem passar mal, ativam o nosso centro do apetite. Para que cheguemos ao almoço com menos fome é importante a ingestão de algum alimento neste intervalo entre refeições. Como opção saudável e compatível com uma dieta de emagrecimento, sugiro uma fruta, um suco, um copo de água de coco, um picolé de fruta ou uma barra de cereal (até 100 calorias).

Almoço:

O almoço, bem como todas as refeições do dia, deve ser leve, de fácil digestão, em quantidades moderadas. Almoços fartos minam a qualidade de nossa energia e propiciam cansaço e sonolência no momento seguinte. Para diminuir o volume do abdome, e evitar que ele volte a aumentar, é aconselhado não ingerir mais do que 400 gramas em uma refeição. Para facilitar o processo digestivo, a água deve ser limitada a 200 ml por refeição. O hábito de comer hortaliças nas refeições principais ajuda a evitar câncer, hipertensão arterial e doenças coronarianas.

Lanche da tarde:

Um pequeno lanche entre o almoço e o jantar evita a sensação de fome, que pode atrapalhar o curso de um dia light.

Estes lanches podem ser à base de frutas, iogurte, torradas, salgado de forno ou sanduíches.

O chá-verde, chá-preto, mate, banchá e chá de frutas são benéficos devido a hidratação e ao efeito diurético e desintoxicante que eles promovem.

Jantar:

O ideal é jantar até às 20 horas, uma refeição leve que sacie até por volta das 22 horas, quando então, é indicada uma ceia frugal. Entre as possibilidades simples, saudáveis e saborosas de jantar estão as sopas caseiras, preparadas sem temperos industrializados, acompanhadas de uma carne branca, magra grelhada, um omelete ou sanduíche.

Ceia:

É comum a sensação de fome antes de dormir. Quem costuma dormir tarde da noite, geralmente vai à geladeira e à dispensa várias vezes antes de deitar. A regularidade de fazer seis refeições ao dia auxilia o emagrecimento e diminui os episódios de sensação de fome em um determinado período. Para as ceias noturnas estão indicados desde um copo de leite de soja ou de iogurte, uma fruta (assada ou cozida caem melhor à noite e dão a sensação de aconchego) ou ainda, uma das sobremesas apresentadas neste livro.

9 - Sugestão de cardápio de uma semana

– Primeiro dia –

Café da manhã:

Mamão – meio papaia ou 200 g
Granola – 5 colheres de sopa
Iogurte com zero por cento de gordura – 180 ml

Lanche da manhã:

1 maçã com casca

Almoço:

Salada de alface, agrião e tomate com molho de mostarda (p. 72) – 1 prato
Filé de peixe ao forno com molho de tomate (p. 110) – 1 a 2 filés de peixe
Purê de couve-flor (p. 132) – 6 colheres de sopa
2 damascos secos ou uvas (1 xícara)

Lanche da tarde:

Suco de manga, goiaba, abacaxi ou acerola (300 ml)

Jantar:

Canja light (p. 92) – 1 a 2 pratos fundos
Torradas de pão integral – 2 unidades
Pasta de tofu (ou ricota) com tomate seco (p. 87)
– 2 colheres de sopa
Salada de frutas assadas (p. 153) – 1 taça ou 1 xícara

Ceia:

Salada de frutas assadas (p. 153) – 1 taça ou 1 xícara

– SEGUNDO DIA –

Café da manhã:

Uma fruta a escolher entre melão, melancia e mamão
– 200 g
1 a 2 ovos cozidos ou mexidos
Queijo de minas do tipo frescal – 30 g

Lanche da manhã:

Uma laranja ou uma tangerina

Almoço:

Salada de brotos com tofu (p. 80) – 1 prato
Peito de frango grelhado – 120 g
Tomates recheados (p. 125) – 2 unidades
1 fatia de abacaxi assado com canela em pó – 120 g

Lanche da tarde:

Mix de frutas oleaginosas (castanha-do-pará, castanha-do-caju, nozes, amêndoas, amendoim) – 30 gramas.

Jantar:

Caldo verde light (p. 95) – 1 a 2 pratos fundos
Crepioca simples (p. 134)
Pasta de ricota com espinafre (p. 86) – 1 colher de sopa
Maçã do amor diet (p. 152) – 1 unidade

Ceia:

Maçã do amor diet (p. 152) – 1 unidade

– Terceiro dia –

Café da manhã:

Iogurte com zero por cento de gordura
Granola – 3 colheres de sopa
Coulis de ameixa (p. 144) – 2 colheres de sopa

Lanche da manhã:

Suco de acerola, caju, lima ou limão – 300 ml

Almoço:

Salada de pepino com iogurte (p. 82) – 1 prato
Frango xadrez light (p. 117) – 1 prato
Couscous marroquino (p. 133)

Lanche da tarde:

Smoothie de banana com morango e iogurte – 300 ml (p. 159)

Jantar:

Sopa de abobrinha com kani kama (ou com queijo minas ralado) (p. 95)
Pera cozida no suco de uva orgânico e canela (p. 157)

Ceia:

Panacota de frutas (p. 148) – 1 taça ou xícara

– Quarto dia –

Café da manhã:

Suco de mamão batido com água e 2 ameixas secas – 300 ml
Crepioca simples (p. 134)
Cottage ou ricota ou requeijão light – 1 colher de sopa

Lanche da manhã:

Suco de melancia ou pitanga – 300 ml

Almoço:

Salada de alface, rúcula e tomate com vinagrete de frutas (p. 74) – 1 prato
Peixe ensopado com leite de coco e açafrão (p. 138)
Purê de couve-flor (p. 132) – 4 a 6 colheres de sopa
Uma fatia de abacaxi – 100 g

Lanche da tarde:

2 fatias de pão integral
1 fatia de queijo de minas tipo frescal ou *cottage* ou ricota (30 g)
Refresco de limão, caju ou maracujá

Jantar:

Sopa de abóbora (p. 96) – 1 a 2 pratos fundos
Rolinhos de berinjela ao forno (p. 129) – 3 unidades
Mousse light de goiaba ou morango (p. 150) – 1 taça

Ceia:

Mousse light de goiaba ou morango (p. 150) – 1 taça

– Quinto dia –

Café da manhã:

1/2 papaia ou 1 fatia de mamão – 200 g
Iogurte zero por cento de gordura
Aveia – 2 colheres de sopa

Lanche da manhã:

Suco de cenoura, com beterraba e laranja – 300 ml

Almoço:

Salada de alface, rúcula e palmito com molho vinagrete (p. 74) – 1 prato
Camarões ao creme de manga (p. 114) – 4 colheres de sopa ou 120 g
Arroz de açafrão (p. 126) – 3 colheres de sopa

Lanche da tarde:

Suco de morango ou goiaba – 300 ml

Jantar:

Sopa de inhame com espinafre (p. 106)
Terrine de cítricos (p. 146)

Ceia:

Mousse light de maracujá (p. 150) – mais 1 taça ou xícara

– SEXTO DIA –

Café da manhã:

Banana-prata – 1 unidade
Aveia – 3 colheres de sopa
Queijo de minas frescal – 30 g

Lanche da manhã:

Água de coco ou suco de tomate – 300 ml

Almoço:

Salada de alface, tomate, palmito e rabanete com molho vinagrete de frutas (p. 74) – 1 prato
Moqueca capixaba (p. 139) – 1 prato

Lanche da tarde:

Salada de frutas – 1 xícara
Granola – 2 colheres de sopa

Jantar:

Ratatouille (p. 137) – sirva-se à vontade
Hambúrguer de soja (p. 120) – 2 unidades
Morangos ao vinagre balsâmico (p. 155) – 1 prato de sobremesa

Ceia:

Morangos ao vinagre balsâmico (p. 155) – 1 prato de sobremesa

– Sétimo dia –

Café da manhã:

1 fruta (mamão, melão ou 1 laranja)
Batata-doce cozida (100 g)
Creme de ricota (1 colher de sopa)

Lanche da manhã:

Smoothie de frutas vermelhas (p. 159)
Suco de abacaxi batido com folhas de hortelã – 300 ml

Almoço:

Salada Waldorf light com molho (p. 81)
Salmão assado com abacaxi e molho de laranja (p. 113)

Lanche da tarde:

Mousse light de goiaba (p. 150) – 1 taça ou xícara

Jantar:

Sopa de cenoura com champignons (p. 98)
Quiche de queijos *low carb* (p. 136)
Morangos assados com chocolate amargo (p. 156)

Ceia:

Salada de frutas assadas (p. 153) – 1 xícara

10 - Sete segredos de saúde

1º DORMIR DE NOITE

Somos animais diurnos. Pessoas que vivem distantes dos centros urbanos, como os camponeses, espontaneamente dormem cedo e acordam com o amanhecer. Eles seguem o relógio biológico situado no núcleo supraquiasmático, no hipotálamo, que determina que é assim o nosso ritmo na natureza. Com o advento da luz elétrica, corrompeu-se o nosso sensor luminoso, e o sono e a vigília se confundiram. Quando a gente contraria a natureza, acaba pagando algum preço na chama que dá a nossa vivacidade.

Procure dormir durante a noite, de seis a oito horas seguidas, para acordar com uma aparência descansada e a atenção viva. Quando dormimos mal, acordamos com ares de fadiga e tornamo-nos mais sujeitos a desequilíbrios energéticos e orgânicos.

É sobretudo à noite que os nossos fantasmas saem e é aí que afloram a maioria das angústias e compulsões.

É comum a fome noturna e o corpo sabe que a comida, principalmente quando em excesso, seda.

Caso sinta insônia, faça uma ceia frugal (com torrada, geleia, iogurte ou chá), tome um banho morno, aninhe-se na cama, mesmo sem sono. Desligue a televisão, fique em silêncio e aquiete-se, que o sono virá. Nem que seja com o tempo.

2º O DESPERTAR MATINAL

Ao acordar, olhe-se no espelho. Olhe em seus olhos e deseje uma coisa boa para você mesmo.

Como rotina de higiene, escove os dentes, limpe a língua, e depois beba um copo de água.

A limpeza da língua é essencial para se ter um bom hálito e evitar a retração das gengivas. Uma língua revestida por camada espessa (saburra) branca ou amarelada significa fonte de bactérias que causam gengivites e halitose. A escovação da língua deve ser feita com uma escova de cerdas macias (para não arranhá-la) e pasta de dente. Limpar a língua é um hábito milenar entre os indianos. Atualmente temos "limpadores de língua" à venda em farmácias comuns.

Beba um copo de água em jejum; isso ajuda na limpeza dos rins, dos intestinos, do sangue e das secreções que acumulamos na garganta ao longo da noite.

Evite água gelada pela manhã. Ela pode gerar mucos e pigarro.

Cultive o bom humor matinal. Ele abre portas para um bom dia. Já o mau humor tranca o rosto, as costas e o livre fluxo de energia.

Sorrir com a boca relaxa os músculos da face; sorrir com os olhos relaxa o sistema nervoso.

3º MOVIMENTE-SE

"Em água corrente não para mosquito" é um ditado oriental.

O sedentarismo gera estagnação. Estagnação em nosso corpo significa deposição de gorduras nos vasos sanguíneos, obstruções, retenção de líquidos, toxinas, fermentações, gases e fezes em nosso corpo.

Este provérbio oriental quer dizer que, se não nos movimentarmos, daremos margem às mais diversas mazelas em nosso corpo.

Exercícios respiratórios limpam os brônquios, expandem as áreas dos pulmões e ajudam a eliminar o muco. Assoe o nariz ao acordar e busque ao longo do dia ter mais consciência de sua respiração. Quem está em harmonia tem a respiração predominantemente abdominal, já o ansioso tem a respiração torácica.

É importante movimentarmos as articulações e os músculos para nutrir a vida em nosso corpo.

E mais: só engula os sapos absolutamente necessários. Sapos mal digeridos geram estagnações e nós na garganta, no peito e nas costas, que são expressões dos bloqueios ao livre fluxo de energia.

4º ATENÇÃO À SUA BARRIGA

A barriga é o nosso centro. Barriga grande significa dispersão da forma e maior possibilidade de desconcentração, preguiça e cochilos em horas impróprias. Grandes abdomens geram maior probabilidade de doenças cardiovasculares e câncer.

Para diminuir o volume do abdome ou evitar o seu crescimento, evite comer em excesso. Procure fazer seis pequenas refeições ao dia: café-da-manhã, merenda, almoço, lanche, jantar e uma pequena ceia antes de dormir. O objetivo é facilitar a digestão sem sobrecarregar o aparelho digestivo e, com isso, evitar a estagnação de alimentos.

Evite beber mais de 250 ml de líquido nas refeições principais e, sobretudo, bebidas gasosas, inclusive a água com gás. Gás não engorda, mas dilata o estômago e as alças dos intestinos. Para evitar gases: mastigue mais lentamente e beba chá de hortelã após as refeições.

O funcionamento do intestino deve ser diário. Evite a prisão de ventre, e com isso a retenção de toxinas, aumento da possibilidade de colite e câncer de reto. Para tanto, coma mais saladas, fibras, ameixa, damasco e mamão.

Cuidando da barriga, a gente cuida também da nossa cabeça, da coluna e dos joelhos.

Guloseimas afagam o nosso sistema nervoso, mas em excesso, minam a nossa saúde. Quando falo de guloseimas, refiro-me às preparações culinárias que envolvem laticínios, chocolates, gorduras e açúcar.

Guloseimas devem fazer parte de nossas vidas, mas como brindes, em poucas quantidades, e às vezes.

5º COMA FRUTAS E HORTALIÇAS

As frutas são os alimentos que mais depuram as nossas toxinas. As frutas nos limpam e ajudam a nos aproximar de nossas essências. Elas facilitam o processo de interiorização e meditação. Seus líquidos e pigmentos são diuréticos, ao mesmo tempo que nos hidratam, dão viço à pele e ao olhar.

As hortaliças, ou seja, os vegetais habitualmente cultivados em horta, também possuem efeito depurativo e nos protegem contra os excessos de radicais livres.

Frutas e hortaliças são alimentos antioxidantes que neutralizam os radicais livres e as toxinas que geramos com o nosso estresse, com os maus hábitos, e com o próprio processo de passagem de tempo e envelhecimento.

Beba pelo menos dois litros de água ao dia. A água nos lava, facilita a entrada de nutrientes nas células e a saída de toxinas do nosso organismo.

E além disso: só coma quando estiver tranquilo. Respeite o seu corpo e, caso esteja agitado, aquiete-se primeiro e só depois coma.

6º SEJA ÚTIL E QUEIRA SEMPRE APRENDER

A criação é uma dádiva, a princípio ao alcance de todos. Criar significa transformar, trabalhar ou realizar algo. Temos que criar enquanto houver vida. A criação dá força à chama da vida. Podemos criar uma arte, um quadro, um bordado, uma música, um filho, um trabalho. O trabalho nos dá direção. Trabalhos manuais nos ajudam a manter viva a conexão entre os movimentos finos e o cérebro.

Devemos buscar aprender sempre. Para os que já estão satisfeitos com o grau de escolaridade que alcançaram, procurem aprender uma língua estrangeira ou a prática de uma arte.

Mantenha sempre contato com jovens e crianças para que os conceitos não se estagnem. Os choques de gerações mexem com os conceitos e diminuem os preconceitos.

Para entrarmos em harmonia com o processo criativo do Universo e com o Criador, devemos ser úteis. O ócio corrompe o nosso sossego e gera tristeza.

Cuidar de algo ou alguém aquece a nossa chama da vida.

Quando muitas vezes, aos olhos dos outros, estamos dando, na verdade estamos recebendo.

7º AME-SE

Ame-se. Cuide-se. Respeite-se.

Com amor, cuide bem do seu corpo porque ele, como uma madeira que alimenta o fogo, é o suporte da sua energia.

Só dê o que puder dar, porque quando se dá o que não se tem, acaba-se seco e esgotado.

Quando a exigência externa for maior que a sua capacidade de doação, diga não, dê um tempo, saia, respire fundo e faça algo que lhe dê prazer, e só depois, doe-se novamente.

Atente aos seus limites. A maioria das doenças começa com a combinação de muita obrigação e pouco prazer, ou seja, muito trabalho e pouca recompensa. Em contrapartida, não se esqueça de respeitar o limite alheio para não minar a chama do próximo.

    Cuide de algo ou de alguém, porque cuidar significa propagar a vida.

Agradecimentos

Aos chefes e cozinheiros com quem aprendi e ministrei cursos de culinária funcional: Alcir Ribeiro, Evaldo, Clóvis Evaristo, Ageu, Paula Travassos, Margarida Nogueira, Paulette Beatriz, Antinéa, Alessandra, Emerson, Elba Ximenes.

Impressão e Acabamento:
GEOGRÁFICA EDITORA LTDA.